2024 ACC/ESC 心血管疾病研究进展

主　编　李艳芳　　陈国良
　　　　师树田　　郭彦青

科学出版社

北　京

内 容 简 介

本书为2024年美国心脏病学会（ACC）科学会议和2024年欧洲心脏病学会（ESC）科学会议心血管疾病最新研究进展摘要，包括高血压研究进展、冠心病研究进展、血脂代谢研究进展、心力衰竭研究进展、心律失常研究进展、结构性心脏病研究进展和其他研究进展等，以及2024 ESC新发布的4部临床指南，对国内心血管专业医师和非心血管专业医师的临床实践都有重要的指导意义。

图书在版编目（CIP）数据

2024ACC/ESC心血管疾病研究进展 / 李艳芳等主编 . -- 北京：科学出版社，2024. 10. -- ISBN 978-7-03-079702-5

Ⅰ. R54

中国国家版本馆 CIP 数据核字第 2024LG1661 号

责任编辑：于　哲 / 责任校对：张　娟
责任印制：师艳茹 / 封面设计：龙　岩

科 学 出 版 社 出版
北京东黄城根北街 16 号
邮政编码：100717
http://www.sciencep.com

三河市春园印刷有限公司印刷

科学出版社发行　各地新华书店经销
*
2024 年 10 月第 一 版　开本：850×1168　1/32
2024 年 10 月第一次印刷　印张：7 5/8
字数：193 000

定价：55.00 元
（如有印装质量问题，我社负责调换）

编写人员

主　编　李艳芳　　陈国良　　师树田　　郭彦青

副主编　胡亦新　　高　海　　蒋志丽　　王喜福

　　　　　曹芳芳　　高夏青　　王　冠　　宋俊迎

编　者　（按姓氏笔画排序）

　　　　　于　娟　　马友才　　王　宁　　王　刚

　　　　　王　冠　　王　梅　　王　婧　　王立中

　　　　　王成钢　　王兆宏　　王春亚　　王春梅

　　　　　王志鑫　　王美吉　　王喜福　　叶　明

　　　　　师树田　　吕雅萱　　刘　飞　　刘　正

　　　　　刘子兮　　刘元伟　　刘静祎　　孙晓冬

　　　　　李　明　　李　响　　李　俐　　李建伟

　　　　　李艳芳　　李晓飞　　杨　凡　　杨　铎

　　　　　杨世杰　　连　想　　宋俊迎　　张　伟

　　　　　张　鸥　　张　萍　　张　锋　　张文静

　　　　　张金磊　　张春雷　　张玲姬　　张振英

　　　　　张新勇　　张慧敏　　陈　杰　　陈　佳

　　　　　陈国良　　武飞宇　　武文峰　　金彦彦

周　璨	周博达	屈　超	胡亦新
祖晓麟	祝志辉	贺晓楠	贾保平
徐继尧	高　海	高玉龙	高夏青
郭彦青	曹　倩	曹芳芳	曹晓菁
彭余波	董　明	蒋志丽	曾　源
曾亚平	薛亚军	魏路佳	

目　录

2024 美国心脏病学会科学会议概况及 3 项重要临床试验

一年一度的第 73 届美国心脏病学会（ACC）科学会议于 2024 年 4 月 6 日在美国亚特兰大会展中心开幕。会议采用线上和线下相结合的方式举办，将最新的心血管领域研究进展带给了全球参会者，为参会者奉献了一场重要的学术盛宴。本届大会会期 3 天，于当地时间 2024 年 4 月 8 日圆满闭幕。大会设置了 5 场最新临床试验论坛、3 场特色临床研究论坛及 2 场最新揭晓临床试验（LBCT）深度探讨论坛。大会公布了涉及冠心病、心力衰竭、心房颤动（房颤）等多个受到密切关注热点领域的研究成果，包括 23 项最新临床试验和 14 项特色临床研究的最新结果。

下面将会议公布的 3 项重要临床试验简介如下。

（1）DanGer Shock 试验：DanGer Shock 试验的主角 Impella 是经皮跨瓣微型轴流泵，属于人工心脏机械循环支持装置，可通过导管将血液从左心室排出泵入升主动脉，可以减轻左心室负荷，但只有依赖于血液的充分氧合和完整的右心功能，才能确保左心室的充分充盈。Adrian Kantrowitz 博士在 1968 年讲述全球第一个左心室辅助装置——主动脉内球囊反搏（IABP）的论文中指出，机械循环支持系统的广泛使用应该简单化。目前，经皮置入的 Impella 装置将血液从左心室机械泵送到主动脉方便可行，该设备每次能泵送更多的血液，为心排血量降低的心力衰竭提供了挽救生命更好的临时有效支持。

Impella 装置在以前的随机试验中未能证明获益。然而，Impella 装置先前的试验失败并没有挫伤人们对该设备的热情。支持者们对没有显著性差异的临床结果有独特的解释。PROTECT Ⅱ 试验针对高危经皮冠状动脉介入治疗的患者，因 Impella 与 IABP 的无效结果而提前停止，随后得出了无显著性差异的主要终点结论，但支持者们认为，在符合方案的人群 90 天的结果中，Impella 有受益的趋势。

2017 年，从一项针对心源性休克患者的 3 项小型（$n=95$）Impella 与 IABP 试验的荟萃分析发现，两组的死亡率没有差异，但支持者认为这些试验的设计不充分，医生没有将从 Impella 中受益的患者进行随机分组。Impella 与 IABP 试验结果中令人不解的是，曾经的大型随机试验（IABP-SHOCK Ⅱ）和一项 IABP 与药物治疗的荟萃分析都没有发现 IABP 的获益。

在本届 ACC 大会上，来自欧登塞大学的医学博士 Jacob Eifer Møller 介绍因急性心肌梗死（AMI）引起心源性休克患者使用 Impella 与标准治疗的 DanGer Shock 的试验结果。研究共入选了 3 个国家、14 家医学中心的 360 例 ST 段抬高型心肌梗死（STEMI）合并心源性休克的患者，以 1∶1 随机分为两组，并入院接受急诊血运重建，其中一组在标准治疗基础上使用 Impella CP 微型轴流泵辅助进行早期循环支持，另一组仅接受标准治疗。根据首次确诊心源性休克的时间，将患者在血运重建之前或之后，或者在离开导管室之后 12 小时内随机分组。入选患者需要符合下列条件：STEMI、持续性低血压（收缩压＜ 100mmHg 或需要持续血管加压支持）、低灌注（动脉血乳酸＞2.5mmol/L）、左心室射血分数（LVEF）＜ 45%，需排除院外心搏骤停后心肺复苏，到达心脏导管实验室时仍处于昏迷状态的患者和明显右心衰竭的患者。

180 天随访时，微型轴流泵组中有 82 例（45.8%）发生全因死亡，而标准治疗组中则有 103 例（58.5%）发生全因死亡。亚组分析显示，Impella CP 微型轴流泵能显著降低男性患者死亡率，但对女性患者则没有显著效果。同时，平均动脉压 ≤ 63mmHg 和多支血管病变的患者生存获益更大。在次要终点的统计分析中发现，微型轴流泵组中有 94 例（52.5%）、标准治疗组中有 112 例患者（63.3%）发生复合终点事件，两组的平均院外存活天数分别为 82 天和 73 天，微型轴流泵组存活更久。微型轴流泵组中有 43 例（24.0%）出现了安全性复合终点事件，而标准治疗组中仅为 11 例（6.2%），标准治疗组中有 47 例（26.7%）需要接受肾脏替代治疗，而微型轴流泵组则高达 75 例（41.9%）。这一结果提示，微型轴流泵组的相关不良事件发生率更高。

研究结论，在 STEMI 合并心源性休克的患者，与仅用标准治疗相比，联合使用微型轴流泵可降低患者 180 天全因死亡风险，但不良事件的发生率显著增加。

（2）TACT2 试验：TACT2 试验是一项随机化、双盲、安慰剂对照、多中心的 Ⅲ 期临床试验。始于 2016 年 10 月，结束于 2023 年 6 月，共纳入 1000 例心肌梗死（MI）后的糖尿病患者。这是一项螯合剂和多种维生素用于预防糖尿病和既往心肌梗死患者重大心血管不良事件的安慰剂对照 2×2 析因设计试验。

与 Impella 不同，螯合剂的作用几乎没有支持者。在大型医学会议的博览会上，人们看不到螯合剂的横幅，也看不到科学期刊上的广告。当最初的 TACT 试验出来时，《美国医学会杂志》的主编们写了一封很长的解释信，为他们发表阳性试验的决定做出说明。但医学博士 Steven Nissen 写了一封信，对试验的"可靠性"表示担忧。可以公平地说，医疗机构对螯合剂作用的评价较低。

TACT2 试验将螯合剂对死亡、脑卒中、冠状动脉血运重建或不稳定型心绞痛住院的重要综合结果做出评估，应该具有一定的临床意义。如果螯合剂或维生素起到有意义的治疗作用，医学就会向前迈进一大步。

如果 TACT2 试验出现阳性结果不仅将提供一种新的治疗方法，而且还将通过限制接触有毒金属，特别是铅和镉来预防动脉粥样硬化开辟新的临床治疗思路。如今医学领域的重大发现并不多见。但TACT2 试验主要结果中螯合剂与安慰剂的风险比（*HR*）为 0.82，*CI*接近 1.0（95% *CI* 0.69 ～ 0.99），没有统计学差异。

研究表明，对于 MI 后糖尿病患者，EDTA 螯合剂注射可使患者血铅水平降低 60% 以上，但 EDTA 螯合剂在主要终点事件、次要终点事件及全因死亡方面并没有产生显著的临床获益。

（3）REDUCE-AMI 试验：目前是 β 受体阻滞剂被确立为冠心病基石治疗的时代。但即便如此，β 受体阻滞剂的益处仍存有争议。在 BHAT（1982 年）中，口服普萘洛尔适度降低了 MI 后患者的死亡率，但这些患者是高度选择性的，而且 β 受体阻滞剂是在其他药物使用 14 天才开始应用。在 ISIS-1 试验（1986 年）中，静脉注射然后口服阿替洛尔将死亡率降低至不到 1%。但在 COMMIT（2005 年）试验中，静脉注射后口服美托洛尔并没有显著降低终点事件或全因死亡。

急性闭塞冠状动脉的快速血运重建是心脏病学界最伟大的发现之一。大多数心肌梗死后患者出院时左心室功能正常或接近正常，如果心肌没有损伤，β 受体阻滞剂治疗似乎不太可能改变预后。一项10 年前再灌注治疗后进行的 β 受体阻滞剂试验的荟萃分析没有发现任何有益的效果。

在 REDUCE-AMI 试验中，瑞典研究人员共纳入 3 个国家 35 个医学中心的 5020 例接受冠状动脉造影且 EF ≥ 50% 的急性 MI 患者，随机分为接受或不接受 β 受体阻滞剂长期治疗两组。随机接受 β 受体阻滞剂的患者在住院期间接受指定的 β 受体阻滞剂治疗（美托洛尔或比索洛尔），出院后继续使用住院时的处方。主要终点：全因死亡或新发非致命性心肌梗死；次要终点包括全因死亡、心血管死亡、新发心肌梗死、因心力衰竭和心房颤动而再次入院、治疗 6 ～ 10周和 1 年后的症状、心脏功能状态和健康相关生活质量。安全性终点包括心动过缓、二至三度房室传导阻滞、低血压、晕厥或需起搏器植入、哮喘或慢性阻塞性肺病及脑卒中。研究结论，在急性心肌梗死伴射血分数保留（LVEF ≥ 50%）的患者中，长期服用 β 受体阻滞剂并不能降低死亡或再发心肌梗死的风险。

本届 ACC 科学会议公布了许多具有重要意义的临床试验，为全球致力于心血管疾病研究和治疗的医务工作者带来巨大获益。

一、高血压研究进展

（一）2024 ACC KARDIA-2 研究：单剂量 zilebesiran 可在 6 个月内降低血压

KARDIA-2 是一项评估齐来贝西然（zilebesiran）在高血压患者中作为附加治疗的疗效和安全性的随机、双盲、安慰剂对照、多中心 2 期临床试验。旨在评估 zilebesiran 在标准降压治疗基础上的额外效果。研究结果显示，在加入标准降压疗法 3 个月后，与安慰剂相比，单剂量皮下注射 RNA 干扰制剂 zilebesiran 可以显著降低收缩压。该研究由芝加哥大学医学中心牵头，其结果在 2024 年美国心脏病学会科学会议（ACC.24）上公布。

这项研究共招募了 672 名患者（平均年龄为 59 岁，其中 43% 为女性）。纳入标准为年龄在 18 ～ 75 岁、未接受治疗的高血压患者或仅接受 1 ～ 2 种降压药物治疗的高血压患者。尽管这些患者已经在使用降压药物，但他们的血压仍然高于正常水平，平均基线血压为 143mmHg。入选患者在研究开始前停用原来的降压药物，然后被随机分配至以下任一基础降压药物治疗组：吲达帕胺片 2.5mg/d、氨氯地平片 5mg/d 或奥美沙坦酯片 40mg/d。治疗 4 周后 24 小时平均收缩压（SBP）仍在 130 ～ 160mmHg 的患者，被随机分配接受单次皮下注射 zilebesiran 600mg 或安慰剂作为附加治疗，并进行了为期 6 个月的随访。主要终点为从基线至第 3 个月 24 小时平均动态 SBP 的变化。次要终点包括血清血管紧张素原（AGT）的变化、从基线至第 3 个月诊室测量的 SBP 变化、从基线至第 6 个月 24 小时平均动态 SBP 及诊室 SBP 的变化。安全性终点包括高钾血症、低血压和肾功能下降等不良事件发生率。

研究结果显示，zilebesiran 使血清 AGT 在 1 个月内下降了95%，且效果维持至 6 个月。与安慰剂相比，各基础药物组单次皮下注射 600mg zilebesiran 均能明显降低 24 小时动态 SBP 和诊室 SBP。具体来说，与吲达帕胺联合使用时，zilebesiran 组患者的 24 小时动态 SBP 平均降压幅度为 12mmHg；与氨氯地平联合使用时，平均降压幅度为 9.7mmHg；与奥美沙坦联合使用时，平均降压幅度为 4mmHg。吲达帕胺组、氨氯地平组和奥美沙坦组的诊室 SBP 降幅分别为 18.5mmHg、10.2mmHg 和 7.0mmHg。以上降压效果可维持到 6 个月，尤其在吲达帕胺和氨氯地平组更明显。zilebesiran 附加治疗与轻度高钾血症、低血压和 eGFR 下降 30% 以上的发生率上升相关，但多是短暂的、非严重性事件，无须特殊干预。

zilebesiran 是一种 RNA 干扰药物，由一个小干扰 RNA（siRNA）与 N- 乙酰半乳糖胺（GalNac）配体共价链接组成，可特异性减少肝血管紧张素原 mRNA 水平，引起血管紧张素 Ⅱ 的持续降低。前期 KARDIA-1 研究表明，单次皮下注射 zilebesiran 可使 24 小时平均 SBP 降低 15mmHg，且疗效长达 6 个月。KARDIA-2 研究进一步验证了 zilebesiran 与标准降压药物联用的疗效和安全性，并探索了 zilebesiran 与不同基础降压药物联用时的附加效果。

后续的 KARDIA-3 研究已经启动，将评估 zilebesiran 在那些已使用 2～4 种标准降压药物血压仍无法控制且具有高心血管风险或晚期慢性肾脏病患者中的疗效。这些研究结果为高血压治疗提供了新的策略，尤其是在提高治疗依从性和降低心血管事件风险方面具有潜在的重要意义。

（北京中医药大学第三附属医院　王　冠）

（二）2024 ACC TARGET BP I 研究：酒精介导的经皮去肾神经术可降低 24 小时动态收缩压

当地时间 2024 年 4 月 8 日，在美国心脏病学会科学会议最新揭晓临床试验（Late-Breaking Clinical Trial，LBCT）专场上，来自亚特兰大皮埃蒙特心脏研究所的 David E. Kandzari 博士公布了 TARGET BP I 研究结果：在难治或药物不耐受的高血压患者中，与假手术组相比，无水乙醇介导的经皮去肾神经术可显著降低患者的 24 小时动态收缩压。该研究结果同步在线发表在《循环》杂志上。

【研究背景】

高血压发病率逐年攀升，但血压达标率不容乐观。血压控制不佳导致心血管事件风险增加。经皮去肾神经术（RDN）是近年来高血压治疗领域的研究热点，随着临床研究的不断深入，RDN 的安全性和有效性得到证实，指南也进行了相关推荐。乙醇介导的 RDN 通过导管向血管周围输送无水乙醇，使局部神经失活，实现去肾交感神经支配。TARGET BP I 研究旨在评估对正在使用降压药物但血压控制不佳的患者，应用无水乙醇介导的 RDN 的安全性和有效性。

【研究方法】

TARGET BP I 研究是一项国际多中心、随机、双盲、假手术对照的 3 期前瞻性研究，纳入稳定接受 2～5 种降压药物治疗（包括利尿剂）后，血压仍未得到控制的高血压患者。经过 4 周的导入期，依据诊断性肾血管造影结果，患者以 1：1 的比例随机分配至乙醇介导的 RDN 组和假手术对照组。在干预组，经导管系统（Peregrine Systems；Ablative Solutions，Inc.）将小剂量的无水乙醇注入肾动脉血管周围间隙，以实现周围传入和传出交感神经的消融。在手术过程中，患者对治疗状态不知情。患者、研究发起者和结果评估者对治疗状态不知情，实施该过程的介入医师知情，但不参与患者随访。每次治疗过程中，对每个患者每一侧肾动脉注射 0.6ml 脱水乙醇，最大剂量不超过 2.4ml。前 6 个月每月对患者进行一次评估，在术后第 1 年、2 年和 3 年进行评估。评估内容包括血压测量值，是否发生不良事件及血管通畅程度，影像学检查直径大于 60% 则定义为无肾动脉狭窄。

主要终点为术后 3 个月时 24 小时动态收缩压较基线变化的组间

比较，次要终点包括其他时间诊室血压和动态血压的平均组间差异。

安全性终点是主要不良事件（MAE）的发生，包括全因死亡、终末期肾病、导致终末器官损伤或需要干预的重大栓塞事件、主要血管并发症、主要出血事件、手术后肾动脉狭窄、需要干预的低血压或改变抗高血压药物。

【研究结果】

ARGET BP I 研究共纳入 301 例患者，平均年龄 56 岁，75% 为男性，23% 为糖尿病患者，20% 的患者服用了 ≥ 5 种降压药物。患者基线的诊室血压为 146/87mmHg，平均 24 小时血压为 164/99mmHg。随访 3 个月时，无水乙醇介导的 RDN 治疗组与假手术组的 24 小时平均收缩压降幅分别为 10mmHg 和 6.8mmHg（组间差异 3.2mmHg，$P=0.049$），但两组之间的诊室血压无显著性差异。

本研究中，无水乙醇介导的 RDN 治疗组血压测量值降低有统计学意义，但假手术组血压也有明显降低，因此两组之间血压降低的潜在差异被弱化。假手术组患者血压降低令人感到意外，值得进一步研究。手术过程中，无水乙醇有可能进入肾动脉壁外，这会导致疼痛、纤维化和其他并发症。虽然在本研究随访周期内尚未观察到此类情况，但最终结果需要更长时间的随访去验证。本研究进行到 3 个月时，两组的依从率分别增加到 51% 和 49%（$P=0.765$），临床试验中患者用药依从性竟然如此低，可以推想，在真实世界中，患者高血压用药依从性不容乐观。在本研究中，尽管两组患者诊室血压无显著性差异，但 3 个月时 RDN 治疗组 24 小时动态收缩血压（SBP）降低有统计学意义。提示我们，如果患者出现难治性或不能耐受药物治疗的高血压，RDN 可能会为他们提供另一种治疗选择。

（唐山市工人医院　高夏青）

二、冠心病研究进展

（一）2024 ACC DanGer Shock 研究：Impella CP 改善了 ST 段抬高型心肌梗死心源性休克患者的生存率

2024 ACC 公布的 DanGer Shock 试验比较了 ST 段抬高型心肌梗死（STEMI）相关性心源性休克患者使用标准治疗的微轴流泵（Impella CP）与单独使用标准治疗导致的死亡风险结局。结果表明，Impella CP 组虽然不良事件较多，但死亡率显著降低。

Impella CP 是一种放置在心脏左心室内的小型经皮泵，它以高达每分钟 3.5L 的流速将含氧血液从左心室泵出到全身。试验的主要完成人、哥本哈根大学医院 Rigshospitalet 心脏重症监护室的顾问 E.Møller 教授认为，Impella CP 会导致许多并发症，但它拯救了生命。这项研究同步在线发表在《新英格兰医学杂志》上。

研究者将 STEMI 心源性休克患者随机分为 Impella CP 加标准治疗或仅接受标准治疗两组。主要终点是 180 天的全因死亡。第一个次要终点是治疗升级到额外机械循环支持、心脏移植或全因死亡的复合终点，以先到者为准。第二个次要终点是出院后的存活天数。

复合安全性终点包括严重出血、肢体缺血、溶血、设备故障或主动脉瓣反流恶化。入选患者为 STEMI 加心源性休克，定义为持续性低血压、动脉乳酸水平 $\geq 2.5mmol/L$、末端器官灌注不足和左心室射血分数低于 45%。根据首次诊断心源性休克的时间，可以在患者血运重建之前或之后，或者离开导管室之后 12 小时内进行随机分组。

来自丹麦、德国和英国 14 个中心，符合入选条件的 355 名患者被纳入最终分析。其中 179 名患者被随机分组至微型轴流泵（mAFP）组，另外 176 名患者被分配至标准治疗组。参试者平均年龄 67 岁，79% 为男性。180 天的结果显示，与仅接受标准治疗的患者相比，mAFP 组患者的死亡率显著降低（分别为 45.8% 和 58.5%；风险比为 0.74，$P=0.04$）。而且复合心脏终点也有所降低［分别为 52.5%（mAFP）vs.63.6%（标准治疗）］。

两组患者在出院后的存活天数上没有差异，入组后第 30 天，微型轴流泵组中仍有许多患者住院，其中，血压低于平均值的患者和冠状动脉多支血管病变患者从 mAFP 中受益最大。mAFP 组有 24% 的患者发生复合安全终点事件，而标准治疗组仅为 6.2%（相对风险，4.74）。中度或重度出血的相对风险（mAFP 组 vs. 标准治疗）为 2.06；肢体缺血 5.15；肾脏替代疗法 1.98；血液培养阳性的败血症为 2.79。

微型轴流泵组有 75 例患者（41.9%）接受了肾脏替代治疗，而标准治疗组仅有 47 例患者（26.7%）（相对风险，1.98）。主要研究者 E. Møller 教授表示，由于 mAFP 组中有更多的患者接受了肾脏替代治疗，因此需要调查这是否与设备本身有关，或者与生存偏差有关。

上述结果表明，mAFP 可能不适用于昏迷的院外心搏骤停患者或非缺血性心源性休克患者。哥伦比亚介入心血管治疗项目主任、纽约市哥伦比亚大学欧文医学中心教授 Ajay Kirtane 表示，本研究成功的原因之一是选择了合适的患者，但仍然有 45% 的死亡率及不良事件和并发症的增加。本试验结果给研究者带来了希望，如果能进一步减少这些事件的发生，就可以进一步改善预后。

E. Møller 教授认为，并发症的发生率是一个真正令人担忧的问题。必须认真对待，尤其是在研究低风险人群时。在目前的试验中，这种 mAFP 是有效的，但如果患者病情严重，其获益可能会掩盖风险。出血和肾功能是下一步需要深入研究的子课题。

（首都医科大学附属北京安贞医院　李艳芳　刘元伟）

（二）2024 ACC EMPACT-MI 研究：SGLT2 抑制剂
不能显著降低急性心肌梗死患者的预后风险

EMPACT-MI 研究是一项多中心、前瞻性、双盲、随机、安慰剂对照的临床试验，旨在评估恩格列净（empagliflozin）对于急性心肌梗死（MI）后患者因心力衰竭（HF）住院或死亡风险的影响。研究结果显示，恩格列净并没有降低因心力衰竭住院或任何原因死亡的风险，但与安慰剂组相比，恩格列净组的心力衰竭住院率有所降低。这项研究在 2024 ACC 年会上的最新揭晓临床试验环节进行了展示，并在《新英格兰医学杂志》上同时发表。

钠－葡萄糖同转运蛋白 2（SGLT2）抑制剂类药物可改善心力衰竭患者、慢性肾病患者和具有较高心血管风险的 2 型糖尿病患者的心血管预后。然而，急性心肌梗死后在标准药物治疗的基础上添加恩格列净，能否降低心肌梗死患者心力衰竭住院或全因死亡的复合终点尚不明确。

EMPACT-MI 研究共纳入了 6522 名患者，平均年龄为 64 岁，25% 为女性，75% 为 ST 段抬高型心肌梗死。从入院到随机化的中位时间为 5 天。研究的主要终点是首次心力衰竭住院或全因死亡的时间。符合条件的患者必须在心肌梗死后出现新的肺充血症状需要治疗，或者出现新的左心室功能障碍（左心室射血分数＜ 45%），并且至少有一个未来发展为心力衰竭的额外风险因素（最常见的风险因素是年龄≥ 65 岁）。标准治疗包括肾素－血管紧张素抑制剂（82%）、β 受体阻滞剂（87%）、他汀类药物（95%）和利尿剂（65%）。几乎所有患者都接受了血管重建术。这些患者在心肌梗死后住院的 14 天内，除了标准治疗外，按 1 : 1 的比例被随机分配到每天服用恩格列净 10mg 治疗组或安慰剂治疗组。研究的主要复合终点是首次因心力衰竭住院或全因死亡的时间。

研究结果显示，在中位随访 17.9 个月后，恩格列净组 267 名患者（8.2%）和安慰剂组 298 名患者（9.1%）发生了首次因心力衰竭住院或全因死亡的复合事件终点，每百人的发病率分别为 5.9% 和 6.6%（风险比 *HR*=0.90；95% *CI* 0.76 ～ 1.06；*P*=0.21）。这表明在主要终点上，恩格列净并没有显著降低首次因心力衰竭住院或全因死亡风险的复合事件终点。然而，恩格列净组的首次心力衰竭住院事件减少了 23%（*HR* 0.77；95% *CI* 0.60 ～ 0.98），心力衰竭住院总次数也较低（*HR* 0.67；95% *CI* 0.51 ～ 0.89）。两组的全因死亡率相似，均为 5% 左右，且两组的不良事件相似，与已知的恩格列净安全性相符。

研究结果表明，恩格列净并没有显著降低首次心力衰竭住院或全因死亡的风险，但在探索性分析中，恩格列净减少了首次心力衰竭住院的风险。这些研究结果已在多个医学期刊上发表，包括 *Circulation* 和 *American Heart Journal* 等。这些发现对临床治疗策略的制订具有重要意义。

（北京中医药大学第三附属医院　王　冠）

（三）2024 ACC FULL REVASC 研究：血流储备分数指导 ST 段抬高型心肌梗死患者完全血运重建并不优于仅对罪犯血管血运重建

前期研究结果表明，在 ST 段抬高型心肌梗死（ST-segment elevation myocardial infarction，STEMI）患者中，血流储备分数（fractional flow reserve，FFR）指导的完全血运重建与仅罪犯血管经皮冠状动脉介入治疗（percutaneous coronary intervention，PCI）相比较，包括全因死亡、心肌梗死和计划外血运重建术在内的复合终点均降低，但尚未证明在死亡和心肌梗死的硬终点中获益。

2024 年 ACC 大会上，来自瑞典斯德哥尔摩卡罗林斯卡研究所和 Danderyd 医院的 Felix Bohm 教授公布了 FULL REVASC 研究的最新结果。研究结果显示，在 STEMI 和极高危非 ST 段抬高型心肌梗死（NSTEMI）合并多支病变患者中，常规 FFR 指导下的完全血运重建在降低全因死亡、新发心肌梗死或计划外血运重建复合风险方面不优于仅罪犯血管 PCI。研究结果已同步发表于《新英格兰医学杂志》。

【研究目的】

对于合并多支血管病变的 STEMI 患者，在住院期间，评估首次罪犯血管 PCI 成功后由 FFR 指导的完全血运重建策略是否优于仅进行罪犯血管的 PCI，是否可以降低全因死亡、新发心肌梗死，或非计划的血运重建的复合终点风险。

【研究方法】

FULL REVASC 研究是一项基于国际多中心注册研究的随机临床试验。纳入首次接受 PCI 的 STEMI 患者或极高危的 NSTEMI 患者，患者至少合并 1 支非罪犯血管病变。所有患者在罪犯血管 PCI 成功后 6 小时之内以 1∶1 的比例随机分组，分别接受 FFR 指导下的完全血运重建或仅罪犯血管 PCI。非罪犯血管病变定义为：血管直径≥2.5mm，狭窄程度在 50%～99%。该研究总共纳入 1542 例患者，其中住院期间 FFR 指导的完全血运重建组 764 例，仅进行罪犯血管 PCI 778 例。两组的中位随访时间 4.8 年。主要终点：全因死亡、新发心肌梗死或非计划血运重建的复合事件终点。关键次要终点包括全因死亡或心肌梗死的复合终点和计划外血运重建。FFR 指导的完全血运重建：在冠状动脉狭窄为 90%～99% 的患者中，建议采用 FFR，但不是强制要求。FFR 值为 0.80 或更低则认为对缺血具有临床意义，然后推荐对非罪犯血管病变进行 PCI。

【研究结果】

两组患者的平均年龄为 65 岁，76% 为男性，88% 服用了替格瑞洛，97% 服用了他汀类药物。91% 的患者被诊断为 STEMI，9% 为极高危的 NSTEMI，FFR 指导非罪犯血管病变的完全血运重建率达到 94.1%。

主要终点：中位随访 4.8 年，两组患者主要终点之间差异均无统计学意义。FFR 指导的完全血运重建术组中 145 例（19.0%）患者发生了主要终点事件，而仅罪犯病变 PCI 组中 159 例（20.4%）患者发生了主要终点事件（*HR* 0.93；95% *CI* 0.74 ～ 1.17；*P*= 0.53）。

次要终点：两组患者在全因死亡或新发心肌梗死复合事件风险（*HR* 1.12；95% *CI* 0.87 ～ 1.44）和计划外血运重建（*HR* 0.76；95% *CI* 0.56 ～ 1.04）方面也没有统计学差异。

【研究结论】

在 STEMI/ 极高危 NSTEMI 合并多支冠状动脉病变的患者中，常规 FFR 指导下的完全血运重建在降低全因死亡、心肌梗死或计划外血运重建复合事件风险方面并不优于仅罪犯血管病变 PCI。两组在脑卒中、出血、心力衰竭或急性肾损伤方面没有明显差异。

FULL REVASC 研究中，虽然 FFR 的使用减少了完全血运重建组患者血运重建风险，但它并没有影响临床结局。因为 FFR 仅仅能识别缺血，但无法发现非罪犯血管中的易损斑块，这可能导致两组之间在临床硬终点方面没有显著差异。因此，在临床实践中，对于 STEMI/ 极高危 NSTEMI 合并多支病变的患者施行完全血运重建或者仅罪犯血管 PCI，需根据患者不同情况进行个性化评估。

（首都医科大学附属北京安贞医院　师树田

航空总医院　于　娟　彭余波

保定市徐水区中医医院　张春雷　张金磊）

（四）2024 ACC IVUS–ACS 研究：IVUS 指导 ACS 患者介入治疗更具优势

2024 ACC 发布的 IVUS-ACS 研究是一项多中心、随机、盲法试验，比较急性冠脉综合征（ACS）患者血管内超声（IVUS）指导与血管造影指导下经皮冠状动脉介入治疗（PCI），本研究首次证实在 ACS 患者中，与单独的血管造影指导相比，IVUS 指导下置入药物洗脱支架降低了 1 年时心脏死亡、靶血管心肌梗死或临床驱动靶血管血运重建的复合发生率。该研究同步发表在《柳叶刀》杂志上。

【研究背景】

IVUS 指导 PCI 已被证明比血管造影具有更好的临床结果。然而，在 ACS 患者中，关于 IVUS 指导 PCI 的优势目前还没有足够的数据。本试验旨在探讨与血管造影指导相比，使用血管内超声指导是否能改善急性冠脉综合征患者经皮冠状动脉介入治疗的疗效。

【研究目的】

评价 IVUS 指导的新一代药物洗脱支架置入术，在改善临床预后方面是否优于单纯血管造影。

【研究方法】

在亚洲和欧洲 4 个国家的 58 个中心开展研究，纳入 18 岁及以上的 ACS 患者，他们被随机分配到 IVUS 引导 PCI 组或血管造影指导 PCI 组。除了术者，受试者、随访人员和终点事件委员会保持盲态。研究主要终点是 PCI 术后 365 天的靶血管失败（TVF）率，包括心源性死亡、靶血管相关的心肌梗死（TV-MI）和临床驱动的靶血管血运重建（TVR）。该研究已在 ClinicalTrials.gov 注册，编号 NCT03971500，并已完成。

【研究结果】

2019 年 8 月 20 日至 2022 年 10 月 27 日，3505 名 ACS 患者被随机分配到 IVUS 指导 PCI 组（n=1753）或血管造影指导 PCI 组（n=1752）。3504 名（99.97%）患者完成 1 年随访。IVUS 指导 PCI 组有 70 名（4.0%）患者在 PCI 术后 1 年内发生 TVF 事件，血管造影指导 PCI 组有 128 名（7.3%）患者发生 TVF。调整基线协变量后，两组的风险比为 0.55（95% CI 0.41～0.74，P=0.0001）。IVUS 指导 PCI 降低 TVF 风险，主要是因为 IVUS 指导 PCI 组中 TV-MI 和 TVR 事件率低于血管造影指导 PCI 组。两组的心源性死亡，严重出血事件和支架内血栓的发生率相似。IVUS 检查没有增加 PCI 术中并发症的发生率。

在 IVUS-ACS 试验中，对于 ACS 患者而言，与血管造影指导相比，IVUS 指导下的 PCI 在 1 年随访中靶血管失败率发生率低，这种差异是由血管内超声中靶血管心肌梗死（尤其是出院后的非手术性梗死）和重复血运重建较少造成的。主要分析的结果与按方案分析的结果一致，并且在预先指定的亚组中一致。IVUS 和血管造影指导都是安全的，很少出现手术并发症。在两组之间没有观察到心源性死亡、全因死亡或支架血栓形成的显著差异。

这项试验的结果与既往在慢性冠状动脉综合征患者中进行的研究结果一致。与血管造影相比，IVUS 指导 PCI 的结果改善归因于在更高压力下置入更大更长的支架、更精确地识别着陆区，以及更好地检测和治疗边缘夹层。然而，IVUS 指导 PCI 的结果此前尚未在 ACS 患者随机试验中进行研究。

总之，IVUS-ACS 是首个在 ACS 患者群体中对比 IVUS 和血管造影指导 PCI 的大型随机对照试验，结果表明，在当前药物洗脱支架的时代，与单纯血管造影相比，IVUS 指导 PCI 可改善 ACS 患者的临床结果，显著降低治疗 1 年后的靶血管失败风险。该研究结果在《柳叶刀》这样的国际顶级期刊的发表会改变国内外现有的 ACS 介入治疗指南。同时也推荐国内外心血管介入医师在对 ACS 患者行介入治疗时能在 IVUS 指导下完成，做到精准治疗，从而改善患者长期预后。

（首都医科大学附属北京安贞医院

蒋志丽　王成钢　刘　飞）

（五）2024 ACC MINT 研究亚组分析：
不同心肌梗死类型与输血策略的影响

2024 ACC 发布了 MINT（Myocardial Ischemia and Transfusion）试验预先指定的亚组分析（1 型或 2 型心肌梗死合并贫血患者的输血策略）研究结果：①患有贫血的 1 型心肌梗死（myocardial infarction，MI）患者随机分配到限制性与自由输血策略组，30 天内死亡和 MI 的相对和绝对发生率较高；②虽然对于 2 型 MI 患者并非如此，但没有观察到限制性与自由输血策略在 1 型与 2 型 MI 之间的差异效应的证据。

【研究背景】

既往研究表明贫血在急性心肌梗死（acute myocardial infarction, AMI）患者中很常见，贫血影响 5% ～ 10% 的心肌梗死患者，是心脏事件和死亡率增加的独立预测因素，是否输血、如何输血是临床医生处理急性心肌梗死患者每天需面临的决定。输血成本高，护理烦琐，还可能有副作用，限制性输血或自由输血是两大策略，然而心肌梗死合并贫血患者的最佳输血策略仍值得探究。法国和西班牙 35 家医院进行的一项试验专门比较了限制性和自由输血策略在该类患者中的应用，以 30 天主要不良心血管事件（MACE）评估，限制性输血策略的风险降低 21%，并有 84% 的概率节省成本。而 2023 年 AHA 会议上公布的 MINT 研究结果显示，以 30 天死亡或心肌梗死复发为主要研究终点，限制性输血与自由输血并无显著性差异，自由输血策略可能具有潜在益处。由此 MINT 试验指定亚组分析：探索 1 型或 2 型心肌梗死合并贫血患者的输血策略的差异。

【研究方法】

MINT 研究于 2017 年 4 月至 2023 年 4 月招募了来自美国、加拿大、法国等 144 家医院的 3504 例诊断为 AMI 且合并贫血的成年受试者，其中贫血被定义为血红蛋白低于 100g/L。

研究的入组标准包括：①年龄 ≥ 18 岁；② AMI 类型为 1b 型、2b 型、4b 型或 4c 型；③随机分组前 24 小时内血红蛋白水平 < 100g/L。

排除标准包括：①有不受控的出血，正在接受姑息治疗；②住院期间计划进行心脏外科手术；③拒绝接受输血治疗。

患者以 1 ∶ 1 的比例随机分配到限制性或自由输血策略组中。在限制性输血策略组中，当血红蛋白水平低于 80g/L 时可以进行输血（非必需），当血红蛋白水平低于 70g/L 或者心绞痛症状无法通过药物控制时则强烈建议进行输血。

研究的主要终点是随机分组后 30 天内全因死亡率和心肌梗死的复合终点。次要终点包括主要终点的各个组成部分（心肌梗死或 30

天全因死亡），以及全因死亡率、心肌梗死、缺血驱动的计划外冠状动脉血运重建或 30 天内因缺血相关心脏诊断再次入院构成的复合终点。其中死亡原因分为心源性、非心源性和不确定。其他研究终点包括心力衰竭和感染。

【研究结果】

入组患者的平均年龄为 72.1 岁，女性占 45.5%。其中 81.3% 的患者为非 ST 段抬高型心肌梗死（NSTEMI）患者，2 型心肌梗死占 55.8%，1 型心肌梗死占 41.7%。主分析结果显示，自由策略组的平均血红蛋白水平在第 1 天比限制性输血策略组高 13g/L，在第 3 天高 16g/L，并始终维持在 100g/L 以上；主要终点事件发生率比较，限制策略组为 16.9%，自由策略组为 14.5%，未经调整的 RR 为 1.16（95% CI 1.00 ～ 1.35），多个次要终点的比较显示与主要终点趋势一致。与自由输血策略相比，限制性输血策略对主要结局的影响在所有预先指定的亚组中与主分析基本是一致的，但在 1 型心肌梗死患者中，限制性策略比自由策略使主要结局事件风险升高 32%（RR 1.32；95% CI 1.04 ～ 1.67）。上述试验结果已于 2023 年 11 月 AHA 会议上发布，并正式发表在 2023 年 12 月刊的《新英格兰医学杂志》（$NEJM$）。

时隔 5 个月 2024 ACC 会议专题报告了心肌梗死 1 型或 2 型合并贫血患者输血策略的亚组分析结果：除外在入组时，1 型 AMI 组患者的平均血红蛋白浓度均高于 2 型 AMI 组，自由输血组高于限制性输血组，并且随着时间延长两组的平均血红蛋白浓度均呈上升趋势；主要终点、次要终点和其他终点方面，1 型 AMI 30 天内死亡和 MI 的相对和绝对发生率均较高；自由输血策略可降低 1 型和 2 型 AMI 患者 30 天死亡或 MI 的发生率，但仅在 1 型 AMI 组差异有统计学意义；自由输血策略可降低 1 型 AMI 及 2 型 AMI 30 天死亡终点的发生率，但两组均无统计学意义；自由输血策略对 30 天非致命性 MI 的发生在两组有降低趋势，但差异均无统计学意义；1 型 AMI 和 2 型 AMI 患者在其他终点（心力衰竭、脑卒中、肺栓塞 / 下肢深静脉血栓形成、出血时间、住院时长）的发生率均无统计学差异。

【评论】

1 型 MI 是由于动脉粥样斑块破裂或溃疡，裂纹，糜烂或夹层引起一支或多支冠状动脉内血栓形成，导致心肌血流减少或远端血小板栓塞伴心肌坏死。2 型 MI 为继发性心肌缺血性心肌梗死，是由心肌供氧减少或需氧增加所引起的缺血性心肌梗死。二者在诱发因素、危险因素等方面不同，因此治疗和结局也是有差异的。红细胞输血是临床治疗贫血患者最常用的治疗措施，但也是最易被滥用的医疗措施之一，它在很大程度上忽视了自由输血做法的相关风险、成本和可持续性。

MINT 研究为我们提供了宝贵的数据以指导 AMI 合并贫血的治疗策略选择。MINT 研究招募了来自美国、加拿大、法国、巴西、新西兰和澳大利亚共 144 家医院的 3506 例诊断为 AMI 且合并贫血的受试者，采用了 1∶1 的基于网络系统和随机分块设计进行随机分配，有效地避免了分组选择偏倚，增强了研究的可靠性。研究主要终点包括随机分组后 30 天内全因死亡率和 MI 的复合终点，次要终点也包括了多个临床相关的终点事件，使得研究结果更加全面。但由于采用的输血策略在试验中没有实施盲法，可能导致了潜在的观察偏倚，影响了研究结果的客观性。在实际实施过程中，心血管死亡这一指标并没有被充分审核，这可能对最终的研究结论产生一定的影响。考虑到这些发现的复杂性，我们认为科学结论和策略不应该只基于 P 值是否超过特定阈值来界定。基于 MINT 研究的结果，我们可以看到自由输血策略在急性心肌梗死合并贫血患者中可能具有潜在的临床益处。除了 30 天内的终点事件外，可以考虑延长随访时间，观察患者的长期生存率和再发事件情况，以获取更加全面的数据。

总之，MINT 研究为我们提供了一个新的视角来审视 AMI 合并贫血患者的输血策略，未来的研究和临床实践有望进一步完善这一领域的治疗策略，为 AMI 患者带来更好的临床获益。

（首都医科大学附属北京安贞医院　蒋志丽　孙晓冬）

（六）2024 ACC ORBITA–COSMIC 研究：冠状静脉窦缩窄装置可减少难治性心绞痛发作次数

冠状静脉窦缩窄装置（CSR）是一种沙漏状不锈钢网状器械，可用于药物、冠状动脉旁路移植术和经皮冠状动脉介入治疗等传统治疗无效的心绞痛患者，是目前唯一一种作用于心脏静脉循环的抗心绞痛疗法，迄今为止，尚无随机试验证实其作用机制。ORBITA–COSMIC 研究旨在评估 CSR 与安慰剂相比在减少心肌缺血和改善症状方面的疗效。

在 2024 年 ACC 大会上，英国伦敦帝国理工学院国家心肺研究所的 Michael Foley 教授公布了 ORBITA–COSMIC 研究的结果，CSR 可能会显著减少慢性胸痛患者的心绞痛发作次数，但在改善心肌血流方面并不优于安慰剂。

【研究方法】

ORBITA–COSMIC 研究是一项随机、双盲、安慰剂对照试验，纳入英国六家医院的 51 例患者。入选标准：患者患有心绞痛、心外膜冠状动脉疾病（CAD）、心血管磁共振（CMR）成像显示心肌缺血，并且没有进一步的抗心绞痛治疗选择（药物治疗或冠状动脉旁路移植术或经皮冠状动脉介入治疗）。

试验过程中，患者需在智能手机应用程序（ORBITA–app）上记录每日心绞痛发作的次数，并接受西雅图心绞痛问卷（SAQ）和生活质量问卷调查。研究人员使用加拿大心血管学会（CCS）心绞痛等级对患者的心绞痛严重程度进行分级。所有入组患者均开始或继续使用双联抗血小板和质子泵抑制剂治疗，随后进入为期 2 周的症状评估阶段，2 周后患者将随机接受 CSR 或安慰剂手术。患者充分镇静后按 1∶1 的比例随机分为 CSR 组和对照组，之后所有患者将接受为期 6 个月的双联抗血小板治疗。经过 6 个月的随访后，患者将重复所有随机分组前的测试。

研究的主要终点：6 个月随访时基线指定为缺血的心肌节段中腺苷负荷 CMR 的心肌血流量组间差异。主要的症状终点：患者报告的心绞痛症状评分中每日心绞痛发作情况。次要的症状终点：医生评估的 CCS 心绞痛严重程度分级，患者报告的心绞痛症状评分、SAQ 心绞痛频率和身体活动受限程度等。

【研究结果】

研究共纳入 51 例患者，其中 CSR 组 25 例，对照组 26 例，男性患者占 86%，中位年龄 67 岁，49% 为白种人，35% 为亚洲人，左心室射血分数中位数为 62%，共有 44 名患者（86%）曾接受冠状动脉旁路移植术，28 名患者（55%）曾接受经皮冠状动脉介入治疗。CSR 组和对照组最后纳入意向治疗分析的分别为 24 例和 26 例，中位随访时间 184 天。

主要终点，在入组时指定缺血段的负荷心肌血流量中，未发现 CSR 组优于对照组（每克 0.06ml/min，95% *CI* –0.09 ～ 0.20，受益概率 =78.8%）。在缺血段，CSR 组负荷心肌血流量的心内膜与心外膜比值有所改善（0.09，95% *CI* 0.00 ～ 0.17，受益概率 =98.2%），且缺血段与非缺血段之间存在差异（0.10，95% *CI* 0.02 ～ 0.19，受益概率 =99.2%）。

主要症状终点，CSR 组患者在 ORBITA-app 上记录的每日心绞痛发作次数更少（*OR* 1.40，95% CI 1.08 ～ 1.83，受益概率 =99.4%）。这种获益在干预后第 2 天并不明显，在 10 周时有证据显示获益，持续到 6 个月。

次要症状终点，与对照组相比，CSR 组的 SAQ 心绞痛频率和生活质量评分均有所改善，在 SAQ 其他维度、CCS 分级、EQ-5D-5L 指数值方面未见差异。两组中只有极少数患者未再发生心绞痛，CSR 组 24 例患者中有 2 例（8%），对照组 26 例患者中有 1 例，组间没有明显差异。

CSR 组有两名患者出现血栓，但没有发生心肌梗死或死亡，表明 CSR 设备总体上是安全的。

【研究结论】

在 ORBITA-COSMIC 研究中，CSR 在改善心绞痛，冠状动脉疾病稳定心肌缺血且无进一步抗心绞痛治疗选择的患者缺血段负荷心肌血流量的主要终点方面并不优于安慰剂，然而，CSR 可改善心内膜下灌注、降低心绞痛发作频率，并提高与心脏病有关的生活质量。

（衡水市人民医院　宋俊迎）

（七）2024 ACC PREVENT 研究：粥样硬化性冠状动脉易损斑块的预防性 PCI 优于单纯药物治疗

2024 年 4 月 8 日，在美国心脏病学科学会议最新揭晓临床试验 V 会场上，来自韩国首尔蔚山大学医学院峨山医学中心的 Seung-Jung Park 教授公布随机开放标签 PREVENT 研究结果：在非限制血流冠状动脉易损斑块患者中，与单独最佳药物治疗相比，经皮冠状动脉介入治疗（PCI）联合最佳药物治疗可降低心脏不良事件和死亡的发生风险。

【研究背景】

急性冠脉综合征（ACS）每年导致约 180 万例缺血性心脏病（IHD）相关死亡。治疗 IHD 的常规血运重建策略旨在恢复阻塞性动脉粥样硬化性冠状动脉病变的血流，目前指南推荐 PCI 仅用于有功能意义的显著冠状动脉缺血病变。

然而，研究表明非限制血流性冠状动脉病变常引发心脏不良事件，尤其是那些具有高风险斑块特征（即易损斑块）的病变。尽管药物治疗被认为是稳定易损斑块的标准治疗方案，但易损斑块预防性治疗是否获益尚不明确。

在非限制血流（无功能学意义）冠状动脉高危易损斑块患者中，PREVENT 研究比较了预防性 PCI 联合最佳药物治疗（OMT）与单独使用 OMT 治疗对患者预后的影响。

【研究方法】

PREVENT 试验是一项多国、多中心、前瞻性、开放标签、阳性治疗对照的随机试验，在韩国、日本和新西兰等 15 家研究型医院进行。

入选标准如下。

（1）因稳定性缺血性心脏病（SIHD）或 ACS 而接受冠状动脉造影。

（2）冠状动脉直径狭窄（＞ 50%），血流储备分数（FFR）为 ≥ 0.80，并满足以下条件中的 2 项（影像学定义的易损斑块）：①最小管腔面积（MLA）≤ 4.0mm²；②斑块负荷＞ 70%；③通过光学相干断层扫描（OCT）或血管内超声（IVUS）检测到薄帽纤维粥样斑块；④近红外光谱分析富含脂质的斑块［最大脂质核心负荷指数（LCBI）4mm ＞ 315］。

入选患者被随机分配到 PCI（接受生物可吸收血管支架或金属依维莫司洗脱支架）+ OMT 组或 OMT 组。PCI 术后，所有患者均接受至少 6 个月或 12 个月的双抗治疗。两组的非介入治疗包括生活方式的改变和基于指南推荐二级预防药物治疗。是否应用高剂量他汀类药物由当地研究人员根据个体化情况决定。在随机分组后 1 个月、6 个月、12 个月和 24 个月进行随访，此后每年随访一次，所有入组患者均进行为期 2 年的随访。

主要终点为靶血管失败，定义为随机化后 2 年心源性死亡、靶血管心肌梗死、缺血导致靶血管血运重建或因不稳定或恶化性心绞痛住院的复合终点。

次要终点包括全因死亡、任何心肌梗死、任何血运重建、明确的支架血栓形成、脑卒中、出血事件、心绞痛发作、手术并发症，以及以患者为导向的全原因死亡、所有心肌梗死或任何重复的血运重建所组成的复合终点。

【研究结果】

该研究共纳入 1606 例患者（中位年龄 65 岁；73% 为男性）。

97% 的患者（1556 名）完成了 2 年的随访。PCI 组和 OMT 组发生主要终点事件的数量分别为 3 例（0.4%）和 27 例（3.4%），风险比 0.11（$P=0.0003$）。与单纯 OMT 相比，不稳定病变在 OMT 基础上置入支架，可以降低 2 年靶血管失败的主要终点（心源性死亡、靶血管心肌梗死、缺血导致的靶血管血运重建或因不稳定或恶化性心绞痛住院的复合终点）发生率。

【讨论】

PREVENT 研究是首个针对易损斑块治疗评估临床事件发生情况的随机试验。该试验的结果表明，对于那些不会引起缺血或心绞痛症状的易损斑块，既往指南不推荐进行 PCI，但这类病变纤维帽较薄、容易破裂，会使患者面临 ACS、MI 或心源性猝死的风险，PREVENT 研究有可能会推动 PCI 决策的改变，但需要更多的临床试验以提供更加令人信服的证据。

（唐山市工人医院　高夏青）

（八）2024 ACC REDUCE-A 研究：β 受体阻滞剂在心肌梗死后患者已过时

2024 ACC 公布的 REDUCE-A 心肌梗死试验是心肌梗死后应用 β 受体阻滞剂能否获益的研究，结果表明，应用和不应用 β 受体阻滞剂的主要终点无显著性差异，这一结论为心肌梗死患者减轻临床用药负担提供了可靠的依据，因此成为现代心脏病学领域最重要的一项临床试验。

瑞典隆德大学 / 斯堪大学医院的 Troels Yndigegn 医学博士领导的研究团队提出的研究主题是：在急性心肌梗死左心室射血分数保留的患者中，β 受体阻滞剂能否减少死亡和复发性心肌梗死？由于既往的急性心肌梗死后应用 β 受体阻滞剂获益的试验来自冠状动脉血运重建成为标准治疗之前，而现代心肌梗死的治疗与 20 世纪 80 年代不同，当紧急经皮冠状动脉介入治疗（PCI）打开闭塞动脉并减轻心肌损伤时,肾上腺素能阻断、减轻心肌损伤的理论上获益可能很小。

然而,引起人们对心肌梗死后 β 受体阻滞剂怀疑的不仅仅是理论,还有证据。有对 60 项心肌梗死后 β 受体阻滞剂试验的荟萃分析报告指出,近期试验(与早期试验相比)没有发现心肌梗死后使用 β 受体阻滞剂有任何益处。

REDUCE-A 心肌梗死试验是注册、开放标签的临床试验。大多数入选患者来自瑞典。该试验未设安慰剂组,入选患者被随机分配至使用 β 受体阻滞剂(美托洛尔或比索洛尔)组和不使用 β 受体阻滞剂组。平均随访 3.5 年,主要终点死亡或心肌梗死在 β 受体阻滞剂组为 7.9%,在非 β 受体阻滞剂组为 8.3%(*HR* 0.96;95% *CI* 0.79～1.16;*P*=0.64)。次要终点,心血管死亡、因心房颤动入院或心力衰竭,在两组之间无显著性差异。心动过缓、低血压或因肺部疾病住院等安全性终点也没有显著性差异。

大多数研究证据都存在有效期。现在的 β 受体阻滞剂发挥着与 20 世纪 80 年代相同的药理作用。但心肌梗死治疗的几乎所有内容都发生了变化。REDUCE-A 心肌梗死试验中,超过 95% 的患者接受了 PCI、双重抗血小板治疗和他汀类药物治疗。超过 80% 的患者接受了血管紧张素转化酶抑制剂或血管紧张素受体阻滞剂的治疗。而这些治疗方法在 20 世纪 80 年代很少存在。

肾上腺素能阻断在血运重建前的益处可能源于减少心律失常死亡和室壁张力增加的相关并发症,由于现代治疗已经显著减少了这些并发症,而 β 受体阻滞剂治疗却没有新增加的获益机制。

斯堪的纳维亚医疗保健令人印象深刻之处是其随机文化,试验被纳入日常医疗体系。试验登记处广泛存在,公民有一个唯一的识别号,研究人员能够通过识别号监测到临床终点。

这种务实的临床试验好处在于将结果应用于常规治疗更容易,因为该试验类似于常规治疗。不利之处是人们可能对效果评估缺乏信心。经典的心肌梗死后 β 受体阻滞剂的随机试验将包括一种维持致盲的安慰剂和大量与试验相关的随访。尽管这样的试验可能不太容易产生偏倚，但成本昂贵，劳动密集度更高。由于 REDUCE-A 心肌梗死的结果必须根据其实用性做出解释，因此，研究终点的死亡或 CV 死亡等硬终点不受开放标签设计或登记中错误计算的影响。

各组主要事件转归的年发生率几乎相同（对照组为 2.4%，对照组为 2.5%）。P 值为 0.64，说明两组之间没有显著性差异。由于置信区间在 0.79（21% 的益处）到 1.16（16% 的危害）之间，统计专家会认为这不适合研究人员得出最后结论，即有证据表明 β 受体阻滞剂没有获益。他们认为 REDUCE-A 心肌梗死证据不足。REDUCE-A 心肌梗死具有广泛的置信区间，因为研究人员初始高估了事件发生率，并乐观地寻求 25% 的获益。

研究人员预计对照组的年发病率为 7%，不到 3%，并乐观地预计 β 受体阻滞剂的主要终点发生率会减少 25%。如果预计会有更低的事件发生率和（或）使试验的效益低于 25%，试验将需要更多的患者。当然，大规模试验的问题在于成本、可行性，以及在太多的患者身上进行试验的风险。完整的临床试验对入选患者的登记量有很高的标准，以保持完整的试验名单。

REDUCE-A 心肌梗死的研究结果类似于一个没有危险因素和没有非典型胸痛患者的阴性压力测试。目前，至少有 3 项正在进行的试验研究了在左心室功能得到保护时，β 受体阻断在心肌梗死后是否获益。DANBLOCK、BETA 心肌梗死和 REBOOT 3 项试验的结果会为 REDUCE-A 心肌梗死的结果增加可信度。

REDUCE-A 心肌梗死试验的研究人员已经开始去除心肌梗死后数十年来常规使用 β 受体阻滞剂的"教条"。但这些数据仅适用于心肌梗死后左心室功能保留的患者。临床上，当心肌梗死相关冠状动脉被开通，急性心肌梗死中止后，所有的努力都会转向预防未来事件的发生。去除非有效药物（有潜在副作用的药物）可以更多地关注已被证实的有效治疗方法。

REDUCE-A 心肌梗死试验开启了现代心脏病学治疗的新篇章，重新测试了旧治疗"教条"的价值。未来，现代心脏病学的挑战将不再是采用已有、可用的治疗方法，而是要重新评估我们是否应该继续使用它。

（首都医科大学附属北京安贞医院　李艳芳
首都医科大学附属北京康复医院　王立中　张振英　曹倩
北京市海淀镇社区卫生服务中心　张文静）

（九）2024 ACC TACT2 研究：螯合剂治疗 在心肌梗死后患者没有获益

2024 ACC 公布的 TACT2 试验结果表明，从血液中去除潜在毒性铅水平的螯合剂治疗并没有减少心肌梗死后伴随糖尿病患者的心血管事件。

该试验的目的是证实先前的 TACT 研究结果。TACT 的结果表明，依地酸二钠（EDTA）螯合剂治疗可减少心肌梗死后患者的心血管事件，对伴随糖尿病的患者效果尤为显著。

TACT2 试验的首席研究员、佛罗里达州迈阿密西奈山医疗中心医学主任 Gervasio Lamas 医学博士表示，TACT 和 TACT2 试验完全不同的结果可能源自参加新试验的患者血液中铅水平较低，这也间接反映出过去几十年来，大多数发达国家减少铅暴露的公共卫生干预措施（如消除含铅汽油）取得了成功。

回顾 2003 ~ 2010 年第一次 TACT 试验开始时，美国的平均血铅水平为 17μg/L。由于公共卫生干预，2015 ~ 2020 年（进行 TACT2 试验时）的平均血铅水平为 10μg/L，下降了 41%。在 TACT2 参试人群中，基线时的血铅水平甚至更低，仅为 9μg/L。说明自 2003 年以来，美国和加拿大的血铅水平逐渐显著降低，减少了进一步降低血铅水平的潜在治疗意义。

TACT2 研究结果不支持在美国或加拿大使用 EDTA 螯合剂来降低心肌梗死后伴糖尿病患者的风险。以后可以针对铅水平较高国家的患者来做这项研究。纵观全球的铅水平，发达国家的铅水平在

10μg/L 左右，但发展中国家的铅水平通常高于 60μg/L。

专家们对这项研究发表的评论认为，本试验出现中性结果的其他因素可能包括依从性不理想，仅有 68% 的患者完成了全程螯合剂输注，而且，在两次试验之间的几年里，药物治疗取得了相当大的进展，可能超越并遮盖了螯合剂提供的益处。

研究者解释说，铅和镉是普遍存在的环境污染物，也是公认的动脉粥样硬化的危险因素，而 EDTA 是一种强有力的铅和镉螯合剂，能够促进铅和镉在尿液中的清除。

先前的 TACT 试验在 2003 ～ 2012 年进行，共纳入 1702 例心肌梗死患者，随机分配至安慰剂组或 EDTA 组，结果表明，EDTA 组的心血管事件明显减少［风险比（HR）0.82，P=0.035］，在合并糖尿病患者中的疗效更为显著（HR 0.59，P=0.0002）。

TACT2 试验的目的是在心肌梗死后伴随糖尿病患者中复制TACT 的结果，并检测重复输注 EDTA 对血铅和尿镉的影响。

TACT2 试验采用了析因设计，观察 EDTA 和高剂量口服多种维生素及矿物质与相应安慰剂的比较结果。目前的报告仅介绍了研究的 EDTA 部分。该试验将 1000 名心肌梗死后伴随糖尿病的患者进行随机分组，每周输注 1 次，共输注 40 周 EDTA 或安慰剂。最低随访时间为 2.5 年，中位随访时间为 48 个月。结果表明，EDTA 螯合剂治疗使血铅水平降低了 60%，而且没有发现安全性问题。但 EDTA 输注对主要和次要终点及全因死亡率没有取得显著的临床获益。

主要终点：心肌梗死、脑卒中、因不稳定型心绞痛住院、冠状动脉血运重建或任何原因死亡的累积发生率与对照组相比没有显著性差异，EDTA 的风险比为 0.93（95% CI 0.76 ～ 1.16），P 值为 0.53。不同亚组之间的结果也没有统计学差异。

研究者认为，除了 TACT2 参试人群中铅水平较低而外，还存在比第一项 TACT 试验中的参试者有更晚期的糖尿病和更为严重的影响相关健康的问题，因此降低了试验对临床结果产生重大影响的能力。但这项研究在减少总体铅水平方面仍然有助于为世界上大多数铅暴露更为常见的地区提供卫生干预的信息。

TACT2 试验采用的治疗方法在降低铅含量方面是有效且安全的。在北美和西欧以外的大多数国家，铅仍然是一个严重影响心血管和神经的健康问题。也许这项研究与世界上的高铅地区更相关，但需要通过进一步的研究来证实。

（首都医科大学附属北京安贞医院　李艳芳　高　海）

（十）2024 ACC TELE-ACS 研究：急性冠脉综合征后心血管高危患者的远程评估可改善患者预后

在 2024 年美国心脏病学会年度科学会议上，伦敦帝国理工学院临床研究员 Nasser Alshahrani 理学硕士发布了 TELE-ACS 研究结果，该研究展示了远程监测服务对 ACS 患者出院后再入院风险的影响，结果表明，与标准护理相比，对患者进行为期 6 个月的出院后远程监测服务与非计划住院的风险降低相关。

【研究背景】

远程医疗项目可以提供远程诊断信息，以帮助临床决策，优化护理，减少急性冠脉综合征（ACS）患者非计划再入院的发生率。TELE-ACS（急性冠脉综合征后高危心血管患者远程急性评估）是一项随机对照试验，旨在比较远程医疗和常规标准护理对 ACS 后患者预后的影响。

【研究方法】

至少有 1 个心血管危险因素的 ACS 患者被纳入试验，在出院前按 1 ∶ 1 随机分为远程医疗组和标准护理组。两组患者分别在 3 个月、6 个月和 9 个月时进行常规远程随访，并收集与计划外医疗咨询、急诊科就诊、住院及生活质量评估相关的数据。主要观察指标为出院至首次再入院的时间（6 个月内）。次要结局包括急诊科（ED）就诊、主要心血管不良事件和患者报告的症状。

远程医疗组的患者若认为发生了可能与心脏相关的症状，可通过远程监测设备求助。而对照组的患者与标准护理相同，寻求来自初级医疗或急诊服务的医疗建议。远程医疗设备包括一个便携式 12 导联心电图（ECG）、一个自动血压监测仪及一个脉搏血氧仪。该设备通过网络连接自动传输 ECG 的副本，并向研究团队生成警报。

【研究结果】

在 2022 年 1 月至 2023 年 4 月，共有 337 名患者纳入试验，失访率为 3.6%。受试者中男性患者占 86%，平均年龄为 58.1 岁。169 例参与者被分配到远程医疗组，168 例参与者被分配到标准治疗组。两组的基线特征匹配，大多数患者接受最佳药物治疗。与常规护理组相比，远程医疗组 6 个月内再入院率（HR 0.24；95% CI 0.13 ～ 0.44；$P <$ 0.001）和急诊就诊发生率（HR：0.59；95% CI 0.40 ～ 0.89）显著降低；计划外冠状动脉血运重建发生率更低（远程医疗组为 3%，标准治疗组为 9%）。6 个月时，与常规护理组相比，远程医疗组胸痛（9% vs. 24%）、气短（21% vs. 39%）和头晕（6% vs. 18%）的发生率更低，差异有统计学意义。

【研究结论】

TELE–ACS 研究表明，基于远程医疗的 ACS 患者管理方法与较低的再住院发生率、急诊就诊发生率、非计划冠状动脉血运重建发生率及患者主诉不适症状的发生率相关。

【讨论】

既往研究表明远程医疗可以减少不必要的再住院，本研究的独特之处在于，当患者感到不舒服时，远程医疗设备可以同时评估心电图、血压和血氧饱和度情况，发送给研究人员。本研究表明心肌梗死或不稳定型心绞痛的急性冠脉综合征（ACS）患者，接受经皮冠状动脉介入治疗（PCI）后，远程医疗组患者 6 个月后再入院率降低 76%。对于临床医生来说，远程医疗设备不失为一种有价值的工具，但远程监测设备及其数据管理还有待进一步优化，以期实现对 ACS 患者的全程管理和个体化治疗。

（唐山市工人医院　高夏青）

（十一）2024 ACC ULTIMATE DAPT 研究：ACS 患者 PCI 术后双联抗血小板 1 个月可替换替格瑞洛单药

急性冠脉综合征（ACS）是一种危及生命的疾病。支架中含有防止斑块进一步积聚的药物，国际临床指南建议，在经皮冠状动脉介入治疗（PCI）ACS 后，使用阿司匹林联合强效 P2Y12 受体抑制剂的双联抗血小板治疗（DAPT）12 个月，以预防心肌梗死和支架内血栓形成。然而，关于 ACS 患者在 PCI 后 12 个月内仅使用强效 P2Y12 受体抑制剂进行单联抗血小板治疗的数据却很少。因此，进行了一项大规模、国际性、多中心、安慰剂对照、随机双盲试验，明确与替格瑞洛联合阿司匹林相比，在 ACS 患者 PCI 30 天开始单独使用替格瑞洛是否可以减少临床相关出血事件，且不增加主要不良心脑血管事件（MACCE）。

在 2024 年 ACC 大会 ACC/NEJM 最新临床试验Ⅲ联合专场上，来自美国纽约西奈山伊坎医学院的 Gregg Stone 医学博士公布了 ULTIMATE DAPT 试验的主要结果：在 DAPT 1 个月后未出现严重不良缺血和出血事件的 ACS 患者中，替格瑞洛单药治疗 12 个月可降低临床相关出血事件，同时不增加 MACCE 的发生率。

【研究方法】

2019 年 8 月 20 日至 2022 年 10 月 27 日，研究人员在亚洲和欧洲 4 个国家的 58 个医疗中心招募了 3400 例 30 天内 ACS 接受 PCI 的患者。

入选标准：≥ 18 岁；具有以下任一项：①生物标志物提示 NSTEMI 或 STEMI，或生物标志物阴性的不稳定型心绞痛 DS ≥ 90%；②斑块破裂；③血栓性病变；④完成了 IVUS–ACS 研究；⑤使用现代药物洗脱支架（DES）1 个月内联合使用替格瑞洛（90mg，每日 2 次）与阿司匹林（100mg，每日 1 次）未发生重大缺血性或出血事件。

排除标准：3 个月内卒中或任何永久性神经功能缺损；既往

CABG 史；12 个月内计划进行的任何手术；肾小球滤过率 < 20ml/（min·1.73m^2）；需要长期口服抗凝药物；预期寿命 < 1 年；任何可能干扰研究过程的情况。

这些患者在 DAPT 1 个月时无事件发生，后被随机 1 : 1 分配到接受口服替格瑞洛（90mg，每日 2 次）加阿司匹林（100mg，每日 1 次）或口服替格瑞洛（90mg，每日 2 次）加匹配安慰剂的治疗方案中，从 PCI 后 1 个月开始，到 12 个月结束（共 11 个月）。

主要优效性终点是临床相关出血［出血学术研究联盟（BARC）2 型、3 型或 5 型］。主要非劣效性终点是 MACCE（定义为心源性死亡、心肌梗死、缺血性卒中、非正常支架血栓形成或临床驱动的靶血管血运重建的复合终点）。替格瑞洛加阿司匹林组的预期事件发生率为 6.2%，PCI 后 1 ～ 12 个月的绝对非劣效性差值为 2.5 个百分点。两个共同主要终点依次进行测试，主要优效性终点必须达到后才能进行 MACCE 结果的假设检验。所有主要分析均在意向治疗人群中进行。

【研究结果】

两组患者基线资料、罪犯血管特征及程序特征无明显差异。替格瑞洛单药治疗组包含 992 例（29.2%）急性心肌梗死患者，替格瑞洛加阿司匹林组包含 1032 例（30.4%）急性心肌梗死患者，其余为不稳定型心绞痛患者。两组的药物依从性（包括 4 个月和 12 个月时的药丸计数）均较高。3399 例患者（99.9%）完成了 1 年随访。

在 PCI 后 1 ～ 12 个月，替格瑞洛加安慰剂组有 35 例患者（2.1%）发生了临床相关出血，替格瑞洛加阿司匹林组有 78 例患者（4.6%）发生了临床相关出血［ HR 0.45（95% CI 0.30 ～ 0.66）； P < 0.0001］。替格瑞洛加安慰剂组有 61 例患者（3.6%）发生 MACCE，替格瑞洛加阿司匹林组有 63 例患者（3.8%）发生 MACCE（绝对差异 –0.1%，95% CI –1.4% ～ 1.2%； HR 0.98，95% CI 0.69 ～ 1.39；非劣效性 P < 0.0001，优效性 P < –0.89）。

【研究结论】

研究结果表明，在 DAPT 1 个月后未出现严重不良缺血和出血事件的 ACS 患者中，与替格瑞洛联合阿司匹林相比，替格瑞洛单药治疗 1～12 个月可减少临床相关出血和大出血，同时不再增加 MACCE 的发生率。与之前的研究结果一样，在接受双联抗血小板治疗 1 个月后，停用阿司匹林并维持替格瑞洛单药治疗，可使该人群中的大多数患者受益于更好的临床疗效。

（衡水市人民医院　宋俊迎）

（十二）2024 ACC AEGIS-Ⅱ研究：CSL112
在急性心肌梗死治疗中的潜在价值

急性心肌梗死（AMI）是全球范围内导致死亡和残疾的主要原因之一。尽管当前的治疗策略，包括及时的心肌再灌注和强化药物治疗，已经显著降低了 AMI 的短期死亡率，但患者仍然面临着较高的心血管事件复发风险。这种在 AMI 后早期出现的高风险期，被称为"残余风险"。研究表明，载脂蛋白与动脉粥样硬化性心血管病有关，特别是载脂蛋白 A1（ApoA-I）。由 ApoA-I 介导的胆固醇外排可去除动脉粥样硬化斑块中多余的胆固醇，并将其输送到肝脏进行排泄。胆固醇外流受损与冠状动脉疾病稳定期和近期 MI 患者心血管事件发生率较高有关。而 CSL112 是一种血浆衍生的 ApoA-I，是高密度脂蛋白胆固醇（HDL-C）的主要功能成分。

近期，在亚特兰大 2024 ACC 会议上公布的 AEGIS-Ⅱ研究结果，为这一临床挑战提供了新的视角。

AEGIS-Ⅱ是一项大规模、国际多中心、双盲、安慰剂对照的临床试验，旨在评估人血浆衍生的载脂蛋白 A1（CSL112）在 AMI 后 90 天内降低主要不良心血管事件（MACE）风险的有效性。该研究共纳入了来自 49 个国家/地区 850 多个地点的 18 219 名高风险成年患者，这些患者均被诊断为 1 型 AMI，并伴有多支冠状动脉疾病及其他心血管风险因素。研究对象随机分配至 CSL112 治疗组或安慰剂组，以 1∶1 的比例接受每周 6g 的 CSL112 或安慰剂注射，第一次输注在首次因 MI 就医后的 5 天内进行，并在随机化后 30 天内完成整个疗程。

在 90 天的随访中，并未观察到心血管原因死亡、心肌梗死或卒中（主要终点）的复合风险显著降低，CSL112 与安慰剂相比在统计学上没有显著降低，分别为 4.8% 和 5.2%（HR 0.93；95% CI 0.81 ~ 1.05；P=0.24）；在 180 天和 365 天的数据则显示 CSL112 组比安慰剂组的心血管原因死亡、心肌梗死或脑卒中（主要终点）的复合风险低，但差异无统计学意义，此结果在多个亚组中都是相似的。然而，在 180 天和 365 天的分析中，CSL112 组的事件发生率在数值上持续低于安慰剂组。此外，CSL112 组在心血管死亡、心肌梗死和卒中的风险比也显示出有利于治疗组的趋势。

在安全性方面，CSL112 的不良事件发生率与安慰剂组相似，表明 CSL112 的耐受性良好。尽管 CSL112 组的过敏反应或类过敏性反应的发生率略高于安慰剂组，但这一差异并不具有显著的临床意义。

AEGIS–II 研究的结果显示伴有多血管疾病和其他心血管危险因素的 AMI 患者中，接受指南指导的规范化治疗，每周输注 4 次 CSL112 在 90 天内没有显著降低心血管死亡、心肌梗死或卒中等主要终点；尽管未能证明 CSL112 在 90 天内显著降低 MACE 风险的主要终点，但在长期随访中观察到了 CSL112 组的心血管事件有降低的趋势。这一发现提示，改善 HDL–C 的功能性及其促进胆固醇外排的能力，可能对改善心血管预后具有潜在价值且 CSL112 这种药耐受性良好。

此外，AEGIS–II 研究也强调了在成功实施降低低密度脂蛋白（LDL）的疗法背景下，验证 HDL 假说的挑战。研究者指出，尽管 HDL–C 水平与心血管风险呈负相关，但单纯提高 HDL–C 水平的治疗策略并未取得预期效果。因此，未来的研究方向应更加关注 HDL–C 的功能性改善，以及开发更精确的生物标志物来评估 HDL 的抗动脉粥样硬化作用。

总之，AEGIS–II 研究为 AMI 后的心血管风险管理提供了新的研究方向，并强调了需要进一步探索 HDL-C 功能性改善的治疗策略。尽管该研究未能在短期内证明 CSL112 的显著疗效，但其在降低心血管事件方面的长期趋势值得进一步研究。未来的临床试验应聚焦于优化患者选择、治疗剂量和疗程，以充分挖掘 CSL112 及其他类似疗法的潜力。

（解放军总学院　刘　正
解放军总医院第二医学中心　胡亦新）

三、血脂代谢研究进展

（一）2024 ACC Bridge–TIMI 73a 研究：Olezarsen 可有效治疗心血管疾病高风险患者的高甘油三酯血症

高甘油三酯血症是心血管疾病的一个重要危险因素，尤其是在有动脉粥样硬化性心血管疾病（ASCVD）风险的患者中。尽管现有的降脂治疗手段如他汀类药物广泛用于降低低密度脂蛋白胆固醇（LDL–C）水平，但它们对甘油三酯（TG）的降低效果有限。ApoC3 是一种在肝脏合成的蛋白质，它通过抑制脂蛋白脂肪酶（LPL）的活性，从而增加血液中的 TG 水平。因此，降低 ApoC3 水平成为治疗高甘油三酯血症的潜在策略。

在 2024 年 ACC 会议上发布的 Bridge–TIMI 73a 试验，是一项针对高甘油三酯血症患者的临床研究，旨在评估 Olezarsen（一种靶向 APOC3 mRNA 的反义寡核苷酸）的疗效和安全性，其研究结果在《新英格兰医学杂志》上同时发表。

Bridge–TIMI 73a 试验是一项多中心、随机、双盲、安慰剂对照的 2b 期临床试验，在美国和加拿大的 24 个中心进行，共纳入了 154 例 TG 水平为 150～499mg/dl（中等水平高甘油三酯血症）且伴有心血管风险升高，或 TG 水平≥500mg/dl（严重高甘油三酯血症）的患者。研究对象按 1∶1 比例被随机分配到 50mg 或 80mg 队列，每一队列再按 3∶1 比例随机给予每月一次 Olezarsen 或匹配的安慰剂皮下注射治疗。治疗时间为 6 个月。主要终点为从基线至第 6 个月的 TG 水平变化，关键次要终点为 6 个月时其他血脂谱变化，包括 ApoC3、极低密度脂蛋白胆固醇（VLDL–C）、脂蛋白 B（ApoB）、非高密度脂蛋白胆固醇（non–HDL–C）和 LDL–C 的变化。

研究结果显示，在 6 个月时，与安慰剂相比，Olezarsen 治疗组的 TG 水平平均降低了约 50%，显著超过了现有降脂疗法的效果。具体来说，Olezarsen 50mg 组和 80mg 组的 TG 水平分别较安慰剂组下降了 49.3% 和 53.1%。此外，Olezarsen 还显著降低了 ApoC3、ApoB 和 non-HDL-C 水平，而对 LDL-C 水平没有显著影响。在安全性方面，Olezarsen 治疗组的不良事件和严重不良事件发生率与安慰剂组相似，未发现重大安全问题。

Bridge-TIMI 73a 试验的结论表明，Olezarsen 作为一种新型的降 TG 药物，在降低高甘油三酯血症患者的 TG 水平方面显示出显著的效果，并且具有良好的安全性。此外，Olezarsen 还显著降低了 ApoC3 和 ApoB 水平，这可能对心血管风险产生积极影响。这一发现为高甘油三酯血症的治疗提供了新的希望，尤其是对那些传统治疗效果不佳的患者。

（北京中医药大学第三附属医院　王　冠

飞利浦中国投资有限公司　王兆宏）

（二）2024 ACC DRIVE 研究：糖尿病远程干预改善循证药物的使用，优化慢病管理

2024 ACC 发布了 DRIVE 研究结果：通过远程医疗干预对糖尿病患者进行教育和系统处方的治疗策略可大幅度改善具有心血管事件或肾脏病风险的 2 型糖尿病患者的指南推荐用药情况，其中立即开始教育与药物同时治疗的策略表现更佳。

【研究背景】

近年来 2 型糖尿病的患病率和管理发生了巨大变化。肥胖的流行、人口老龄化及其他社会动态因素导致糖尿病的发病及其并发症的风险显著增加。随之而来的是个人和社会的经济负担也在逐步增加。近几年出现了一系列新型降糖药物，尤其是钠 - 葡萄糖协同转运蛋白 -2 抑制剂（sodium-glucose cotransporter-2 inhibitor，SGLT2i）

和胰高血糖素样肽 –1 受体激动剂（glucagon-like peptide-1 receptor agonists，GLP-1 RA），它们在减少心血管事件和改善肾脏病结局方面显示出显著效果。因此，目前这些药物得到了指南优先推荐。

然而，美国约只有不到 25% 合并了 2 型糖尿病和动脉粥样硬化性疾病（ASCVD）的患者在实际使用上述两种药物。没有得到临床广泛使用的原因在于治疗惯性、教育不足、担心药物的不良反应、药物可及性等。近期，*Circulation* 发表了一项 DRIVE 研究，探讨了一种通过远程教育的方式增加新型药物使用的可能性。

【研究目的】

DRIVE 研究是一项随机对照试验，旨在系统地识别动脉粥样硬化性心脏病（atherosclerotic cardiovascular disease，ASCVD）和（或）肾脏疾病高危风险的 2 型糖尿病患者，并通过导航员进行远程管理、药剂师和执业护士审查、医生监督，以促进这些人群个体最佳药物治疗（GDMT）（特别是 SGLT2i 和 GLP-1 RA）的优化。

【研究方法】

纳入标准：① 年龄在 26～80 岁；② 2 型糖尿病合并 ASCVD、心力衰竭、慢性肾脏疾病和（或）ASCVD 高危风险的患者；③ 近期服用二甲双胍或二甲双胍不耐受等。排除标准：① 近期服用过 SGLT2i 或 GLP-1 RA 药物；② 使用短效胰岛素；③ 有严重低血糖或糖尿病酮症酸中毒病史等。

将患者随机分配到两种策略中：① 首先进行 2 个月教育，然后再开始 4 个月药物治疗；② 同时进行教育和药物治疗。教育内容包括 20 个定制的、精心策划的视频，放在一个在线患者门户网站上，并提供治疗的医学依据。收集每个患者对视频资源的使用数据，包括观看视频的数量和次数。DRIVE 方案根据合并症、起始剂量和 FDA 批准的剂量增减及每种降糖药物给药剂量，规定了启动药物类别（SGLT2i 或 GLP-1 RA）。

主要终点：入组后 6 个月内获得合适 SGLT2i 或 GLP-1 RA 处方的患者数量。

次要终点：①入组后 2 个月内获得合适 SGLT2i 或 GLP-1 RA 处方的患者数量；②随机分组后 6 个月内合适 SGLT2i 或 GLP-1 RA 处方的比例。

【研究结果】

本研究共纳入 200 例患者，其中，先教育后给予药物治疗组 84 例，同时教育和药物治疗组 116 例。平均年龄为 66.5 岁，女性占 36.5%，非白种人种族占 22.0%。总体上，30.0% 的患者有心血管疾病，5.0% 有脑血管疾病，1.5% 两者皆有。平均估算的肾小球滤过率（eGFR）为 77.9ml/（min·1.73m^2），平均尿白蛋白 / 肌酐比（UACR）为 88.6mg/g。在基线特征方面，两组患者的年龄、性别、体重指数、血压、血糖、肾小球滤过率等方面无统计学差异，与同时教育和药物治疗组患者相比，先教育后予药物治疗组 ASCVD 比例较低，但有较高的 ASCVD 高危风险。

2 个月后，200 名患者中有 69 名（34.5%）获得了 SGLT2i 或 GLP-1 RA 的新处方，同时进行教育和药物治疗，组中 53.4% 的患者对比教育先行组的 8.3%（$P < 0.001$）。6 个月后，200 名患者中有 128 名（64.0%）获得了新处方，同时进行教育和药物治疗，组中 69.8% 的患者对比教育先行组的 56.0%（$P < 0.001$）。患者自报在试验开始后 6 个月内服用 SGLT2i 或 GLP-1 RA 的比例在同时进行教育和药物治疗组也高于教育先行组（69/116，59.5% vs. 37/84，44.0%；$P < 0.001$）。首次处方的两组中位时间分别为 24 天（IQR 13，50）和 85 天（IQR 65，106）（$P < 0.001$）。

【评论】

本研究通过 RCT 研究设计，将线上患者教育 + 药物处方立即进行的方案（同时进行方案）与先进行 2 个月的教育再进行患者处方的方案（先教育的方案）进行了头对头的对比，结果发现同时进行的方案显著优于先教育的方案，显著增加了患者 6 个月内新型药物的使用率。同时进行的方案通过强有力的科学证据打动了患者，同时直接进行药物干预，效果立竿见影。另一种模式存在 2 个月的教育期，2 个月之后患者的治疗意愿在下降，很可能就没有进行药物的更换或者调整，因此没有得到更有效的治疗。

（首都医科大学附属北京安贞医院　蒋志丽
河北省廊坊市人民医院　张玲姬）

（三）2024 ACC LIBerate-HR 研究：新型 PCSK9 抑制剂可将低密度脂蛋白胆固醇水平降低 50% 以上

自 2022 年起，美国心脏病学会（ACC）、美国心脏协会（AHA）和欧洲心脏病学会（ESC）都建议超高危 ASCVD 患者的低密度脂蛋白胆固醇（LDL-C）目标值不超过 55mg/dl，且较基线降低 > 50%。指南建议，对于仅靠他汀类药物无法达到上述目标的患者，应采取额外的治疗措施。南非约翰内斯堡 Witwatersrand 大学的 Eric Klug 博士在 2024 年 ACC 会议上公布的 LIBerate-HR 研究的结果表明，在标准降胆固醇治疗基础上加用 Lerodalcibep（LIB003）治疗 1 年，患者的 LDL-C 水平显著降低达 50% 以上，且有 90% 的患者达到了指南建议的更严格的 LDL-C 目标，而安慰剂组达标率仅为 16%。

Lerodalcibep 是一种新型的 PCSK9 抑制剂，PCSK9 是肝脏中的一种蛋白质，它能降低肝脏从血液循环中清除 LDL-C 的能力。PCSK9 抑制剂可阻断 PCSK9 蛋白，使肝脏能够处理更多的 LDL-C，从而降低血液中的 LDL-C 水平。

LIBerate-HR 试验是一项随机、三盲、安慰剂对照的 3 期研究，共纳入了 922 名心血管疾病或心血管风险高危或极高危的成人患者。研究在 11 个国家及地区的 66 个临床中心进行。患者按照 2：1 的比例随机分配到两组：2/3 的患者每月接受 Lerodalcibep 300mg（1.2ml）治疗，1/3 的患者每月使用安慰剂，治疗持续 52 周。两组患者均继续进行饮食干预和降胆固醇药物治疗（他汀类药物 ± 依折麦布）。主要终点为从研究开始到第 52 周，患者 LDL-C 水平的百分比变化；以及第 50 周和 52 周的 LDL-C 水平平均值。次要终点包括安全性、影响心血管风险的其他血脂水平的变化，以及达到 ESC 和 ACC/AHA 推荐的 LDL-C 水平。

LIBerate-HR 试验的结果显示，在 52 周内，Lerodalcibep 能够持续降低 LDL-C 水平。Lerodalcibep 治疗患者的第 52 周 LDL-C 平均降低 56%，第 50 周和第 52 周平均降低 63%（安慰剂调整后）。超过 90% 的 Lerodalcibep 治疗患者达到了最新指南推荐的 LDL-C 目标和 50% 以上的降幅，而安慰剂组达标率仅为 16%。在接受 Lerodalcibep 治疗的患者中，脂蛋白 B 的水平平均下降了 43%，脂蛋白（a）的水平下降了 33%。

Lerodalcibep 最常见的不良反应是注射部位出现轻度或中度反应，如发红、发痒或淤伤，发生率为 6.9%，安慰剂组为 0.3%。因这些不良反应而退出试验的患者人数极少，两组患者的情况相似。

综上所述，Lerodalcibep 作为一种新型 PCSK9 抑制剂，在降低心肌梗死和卒中高危或极高危患者的 LDL-C 水平方面显示出显著的效果，并且具有良好的安全性。这一发现对于临床医生在选择降脂治疗方案时具有重要的指导意义，尤其是在面对那些无法通过现有治疗达到 LDL-C 目标的患者时。Lerodalcibep 的引入有望为这些患者提供更有效的治疗选择，改善他们的长期预后。

（北京中医药大学第三附属医院　王　冠）

（四）2024 ACC REDUCE-IT 研究：二十碳五烯酸乙酯可降低主要不良心血管事件风险

2024 ACC 公布的 REDUCE-IT 试验事后分析表明，在接受他汀类药物治疗、但甘油三酯水平升高的高危患者中，基线脂蛋白 a［Lp（a）］水平与主要不良心血管事件（MACE）密切相关。二十碳五烯酸乙酯（IPE；Vascepa，Amarin），是一种 ω-3 脂肪酸二十碳五油酸（EPA）的精制产品，可以降低这种主要不良心血管事件的风险。但 IPE 的益处与 Lp（a）浓度无关，这项研究结果已于 2024 年 3 月

25 日在线发表在《美国心脏病学会杂志》上。

多中心 REDUCE-IT 比较了 IPE 与安慰剂在心血管疾病（CVD）或糖尿病和其他心血管疾病的风险因素，以及在应用了他汀类药物治疗但甘油三酯升高的患者中的作用。

初步结果显示，与安慰剂相比，IPE 与 MACE 降低相关，尽管可能涉及几种机制，但其对 Lp（a）相关氧化的"钝化"可能起到一定作用。

主要研究者 Szarek 博士认为，他汀类或前蛋白转化酶枯草杆菌蛋白酶/kexin 9 型抑制剂的临床试验表明，Lp（a）与心血管事件有关，但纳入这些研究的关键标准是有 LDL-C 升高。REDUCE-IT 的独特之处在于参试者基线水平的 LDL-C 控制良好，但甘油三酯仍然升高。

REDUCE-IT 共纳入 7026 名患者，平均年龄 64 岁，Lp（a）中位基线浓度为 11.6mg/dl。参试者随访时间的中位数为 4.9 年。首次和总的 MACE 结果包括心血管疾病死亡、非致命性心肌梗死（MI）、非致命性卒中、冠状动脉血运重建和不稳定型心绞痛。研究结果显示，Lp（a）与首次 MACE 和总 MACE 显著相关（$P < 0.0001$）。随着基线 Lp（a）的增加，MACE 的风险越来越高。

研究者观察了浓度为 50mg/dl 及以上人群和浓度低于 50mg/dl 人群的亚组，发现 50mg/dl 具有阈值效应。结果表明，IPE 的治疗效果在不同的 Lp（a）浓度下是一致的。无论基线 Lp（a）低还是高，这种治疗对降低 MACE 都有好处。

临床医生希望将 Lp（a）水平降到尽可能低的水平，目前正在开发几种靶向药物力争做到这一点。

虽然与 IPE 相关的 CV 风险降低在 Lp（a）水平上是一致的，但与 Lp（a）< 50mg/dl 的患者相比，Lp（a）≥ 50mg/dl 患者的绝对事件发生率仍然相对较高。

说明 Lp（a）升高存在持续的心血管残余风险，需要针对 Lp（a）固有风险做进一步治疗。

（首都医科大学附属北京安贞医院　李艳芳）

（五）2024 ACC SHASTA-2 研究：Plozasiran 可有效治疗严重高甘油三酯血症

SHASTA-2 研究是一项随机、双盲、安慰剂对照的 2b 期临床研究，旨在评估 Plozasiran（ARO-ApoC3）——一种研究性 RNAi 治疗药物的疗效和安全性。这项研究显示，Plozasiran 能够显著降低严重高甘油三酯血症（SHTG）患者的 ApoC-3 和甘油三酯（TG）水平，减少或消除患胰腺炎的风险。2024 年 4 月 7 日，蒙特利尔大学医学教授 Daniel Gaudet 博士在 ACC 上公布了 SHASTA-2 研究的结果，并同步发表在 *JAMA Cardiol* 上。

SHTG 是指空腹 TG 水平大于 500mg/dl，这通常是由调控 TG 代谢基因的突变引起的。SHTG 患者的动脉粥样硬化性心血管疾病（ASCVD）和急性胰腺炎的风险显著增加。尽管现有的降脂治疗手段，如他汀类药物、贝特类药物和烟酸等，可以降低 TG 水平，但往往无法将 TG 降至足够低的水平以有效预防急性胰腺炎。载脂蛋白 C3 是肝细胞中产生的一种蛋白质，它会抑制肝脏将 TG 等脂肪清除出体外的能力。Plozasiran 的作用原理是减少 ApoC3 的产生，从而使肝脏增加对 TG 和其他脂肪的清除。本研究的目的在于评估 Plozasiran 降低 SHTG 患者的 TG 和脂蛋白 C3（ApoC3，TG 代谢调节剂）水平的有效性和安全性。

这项研究共招募了 229 名患者（平均年龄为 55 岁，其中 43% 为女性）。符合条件的患者空腹 TG 水平在 500 ～ 4000mg/dl，同时正在接受稳定的降脂治疗。患者分别在第 1 天和第 12 周接受了两次皮下注射的 Plozasiran（剂量分别为 10mg、25mg 或 50mg）或安慰剂，随后进行了长达 48 周的随访。

主要终点是在第 24 周时，Plozasiran 治疗组的患者 TG 水平平均降低 74%，而安慰剂治疗组的患者 TG 水平平均降低 17%。在 48 周时，最高剂量 Plozasiran 治疗组的患者 TG 水平平均降低 58%，而安慰剂组降低 7%。24 周时，Plozasiran 治疗组的患者载脂蛋白 C3 平均下降 78%，而安慰剂组下降 1%。48 周时，接受最高剂量 Plozasiran 治疗的患者的载脂蛋白 C3 水平平均降低了 48%，而安慰剂组的载脂蛋白 C3 水平上升了 4%。24 周时，90% 以上接受高剂量（25mg 或 50mg）Plozasiran 治疗的患者的 TG 水平降至 500mg/dl 以下，这是公认的胰腺炎风险增加的临界值。48 周时，77% 的患者 TG 水平仍低于 500mg/dl。超过 50% 的高剂量患者在 24 周时 TG 水平低于 150mg/dl（即在正常范围内）。

此外，Plozasiran 还与剂量依赖性的低密度脂蛋白胆固醇（LDL-C）水平增加有关，但在最高剂量下，载脂蛋白 B（ApoB）水平没有增加，非高密度脂蛋白胆固醇（HDL-C）水平显著降低。研究还观察到残余胆固醇和 ApoB48 的显著持久降低，以及 HDL-C 水平的增加。Plozasiran 的安全性总体上是有利的，不良事件的发生率与安慰剂相似，严重的不良事件被认为与治疗无关，且没有导致停药或死亡的事件。

这些结果表明，Plozasiran 在降低 SHTG 患者的 TG 和 ApoC3 水平方面具有显著和持久的效果，其他与 TG 相关的脂蛋白参数也有所改善，且安全性良好，不良事件的发生率与安慰剂组相似。Plozasiran 的这些效果可能有助于降低 SHTG 患者发生急性胰腺炎和心血管疾病的风险。

（北京中医药大学第三附属医院　王　冠）

（六）2024 ACC TACTiC 研究：使用辅助工具（自我决策是否接受他汀治疗）安全有效

心血管疾病是全球主要死因，高胆固醇血症是心血管疾病的主要危险因素，尽管他汀类药物可以显著降低心血管疾病发病率和死亡率。然而，仅有约 50% 符合条件的患者接受了治疗。造成这一情况的原因很多，其中，将他汀类药物改为非处方药（OCT）是简化治疗的一种方法，但他汀类药物未能获得监管部门的批准；另外，对不当使用存在重大担忧，对消费者来说他汀类药物可能是不必要的或不安全的。Crestor OTC 计划采用瑞舒伐他汀 5mg 和技术辅助自我选择（TASS）工具来确保正确自我选择，以解决这些问题。已完成的研究测试了 DFL 理解、CIL 理解、Web 应用程序理解、个体因素、定向自我选择和全体参与者自我选择，证明了该策略的可行性。

在 2024 年 ACC 大会 ACC/JAMA 最新揭晓临床试验Ⅳ联合会场上，来自美国俄亥俄州克利夫兰诊所的 Steven E. Nissen 教授公布了 TACTiC 研究结果，该结果显示对使用 TASS 工具获取非处方瑞舒伐他汀的实际使用中，使超过 90% 的参与者能够正确自我选择使用他汀类药物，并实现临床上重要的 LDL-C 降低。

【研究设计】

TACTiC 研究正式标题为"结合 Web 应用，瑞舒伐他汀 5mg 每日 1 次，从处方药到非处方药转换的Ⅲ期、6 个月自我选择与实际使用研究"，是一项为期 6 个月的单臂干预性Ⅲ期临床研究，使用 TASS 工具在 Web 应用中进行，旨在评估参与者能否根据说明书安全、有效自主选择、购买并使用非处方瑞舒伐他汀 5mg。

Web 应用功能：基于美国食品药品监督管理局作为医疗器械软件开发指导；为了确定资格，使用 2018 年胆固醇治疗指南 10 年 ASCVD 风险评分（合并队列方程），并纳入了瑞舒伐他汀的拟议药物事实标签；可能的结果为"可以使用""咨询医生"或"请勿使用"；只有那些结果为"可以使用"或"咨询医生"的人才能获得资格并注册。参与者使用非处方的 5mg 瑞舒伐他汀，根据输入到 Web 应用中的就医和药物史、实验室和血压数据来确定是否符合治疗条件。

入选标准：20 ～ 75 岁的男性或女性；阅读和理解英语的能力；接入互联网。

排除标准：有生育能力的女性（除非使用可接受的避孕方法）；任何医疗保健专业人员（医生、护士、药剂师等）或曾受雇于医疗保健公司。

该研究招募 1196 例参与者，最终他们将在 Web 应用中获得"可以使用"的结果。其中，预计有约 1000 例参与者最终将进入使用阶段。需要注意的是，部分参与者可能最初会因为 TASS 评估后发现潜在治疗问题而获得"咨询医生"结果。如果参与者向医生咨询了潜在问题，并且医生允许他们使用药物，则可以返回应用程序并重新进行 TASS 评估。确认医生已经给予许可时，这部分参与者将能够继续进行使用阶段。获得"请勿使用"结果或"咨询医生"结果并且在 Web 应用中未确认与医生交谈的受试者将不被允许进入研究的家庭使用阶段。研究终点为 3 个联合主要终点：①评估参与者初始自我选择与临床评估一致的百分比；②最终使用评估与临床评估一致的参与者百分比。③ LDL-C 治疗前后基线的百分比变化。

第一和第二共同主要终点评估过程：①临床医生在参与者不知情的情况下进行了虚拟访问访谈自我选择结果评估；②独立的临床编码团队对参与者和临床医生进行了比较结果，以确定它们是否一致；③如果结果不同或内部存在分歧编码团队，学术协调中心评审组（C5Research）进一步评估一致性。

共同主要终点的统计分析：①初始自我选择的一致性比较：成功定义为 95% 置信区间 > 85% 的下限；②最终使用评估的一致性比较：成功定义为 95% 置信区间 > 85% 的下限；③ LDL-C 与基线相比的百分比变化：成功定义为 95% CI 的下限 < −15%。

【研究结果】

参与者初始自我选择与临床医生之间整体一致性达到 90.7%（95% CI 88.9 ～ 92.3）。"可以使用"在参与者和临床医生之间的一致性为 80.3%，"咨询医生"一致性为 3.9%，另外 6.5% 在 C5Research 的学术临床医生独立审查后被认为是一致的。对于第二个联合主要终点，在为期 6 个月治疗期间，98.1%（95% CI 97.1 ～ 98.8）的参与者最终使用评估与临床医生一致，包括参与者和临床医生之间的一致性为 72.4%，其中有 72.4% 参与者得到了"可以使用" 结果，1.2% 得到"咨询医生"结果，7.3% 得到"请勿使用"结果。另外 17.2% 结果经 C5Research 的独立临床医生裁决为一致。第三个共同的主要结果，LDL-C 的平均变化为 -35.5%（95% *CI* -36.6 ～ 34.3），在第二次访问之前，84.5% 参与者 LDL-C 降幅超过20%。最终 LDL-C 为 88.1mg/dl（SD 25），绝对减少为 51.4mg/dl（SD，29）或 1.33mmol/L。

局限性：该研究为期 6 个月，自我选择是否会导致长期坚持尚不确定；只有能够阅读和理解英语并且可以上网的参与者被招募；对于那些无法使用技术的人来说，需要其他方法来提供安全获取非处方他汀类药物的途径。

【研究结论】

在这项针对使用技术辅助的自我选择工具获取非处方瑞舒伐他汀的实际应用中，有 90.7% 参与者根据当前指南正确选择了他汀类药物，整个试验期间正确使用率高达 98.1%。接受治疗者具有较高依从性，且 LDL-C 显著降低。本研究结果表明，一种新颖的基于网络的治疗方法，而不是通过非处方药获取方式，可以引导参与者进行自我选择并直接将药物提供给消费者。这是首个针对慢性无症状疾病提供无须处方药的治疗途径。

（衡水市人民医院　宋俊迎）

（七）2024 ACC VICTORION-INITIATE 试验：
英克司兰可显著降低 LDL-C 水平

2024 年 4 月 7 日，在美国心脏病学会议上，来自美国杰克逊维尔临床研究中心 Michael Koren 教授发布了 VICTORION-INITIATE 随机试验结果，在降脂治疗的同时应用英克司兰，可使低密度脂蛋白（LDL-C）降幅增加 50%，提高 LDL-C 达标率。

【研究背景】

目前大量循证学证据支持强化降低 LDL-C 可改善 ASCVD 患者

的心血管结局，指南建议根据患者危险分层，将 LDL 目标值设定为 < 55mg/dl 或 < 70mg/dl。然而，大多数美国 ASCVD 患者由于依从性差、药物不良反应和（或）医疗保健服务不到位等因素未能实现 LDL-C 达标。英克司兰是一种抑制前蛋白转化酶枯草杆菌蛋白酶 9 型（PCSK9）产生并增加 LDL 受体表达及增加 LDL-C 清除率的药物，已被证明每年两次皮下给药可使 LDL-C 降低约 50%。该研究旨在探讨，与常规治疗相比，在最大耐受剂量他汀类药物治疗的基础上或在他汀类药物不耐受的动脉粥样硬化性心血管疾病（ASCVD）患者中加用英克司兰是否有助于患者实现降脂达标。

【研究方法】

VICTORION-INITIATE 是一项随机、多中心、开放标签、3b 期研究，研究将已接受最大耐受剂量他汀类药物治疗后 LDL-C ≥ 70mg/dl 或非高密度脂蛋白 - 胆固醇（non-HDL-C）≥ 100mg/dl 的 ASCVD 患者以 1：1 的方式随机分配到"英克司兰优先"（$n=225$）或常规治疗（$n=225$）策略。实验组分别于第 0、90、270 天皮下注射英克司兰 284mg。

纳入标准如下。

（1）年龄 ≥ 18 岁。

（2）既往 ASCVD 定义为：①冠状动脉疾病，心肌梗死（MI），血运重建，或通过侵入性或计算机断层血管造影发现 ≥ 1 根心外膜血管狭窄 > 70%；②脑血管疾病，缺血性卒中，颈动脉狭窄 > 70%，或颈动脉血运重建；③外周动脉疾病，静息踝肱指数 < 0.85，腘动脉或以上血运重建，或非创伤性截肢；④ LDL-C ≥ 70mg/dl 或非 HDL-C ≥ 100mg/dl；⑤空腹甘油三酯 < 500mg/dl；⑥最大耐受他汀剂量或不能耐受他汀类药物，对 ≥ 2 种他汀类药物有不良反应；⑦估算肾小球滤过率 > 30ml/（min·1.73m²）。

主要终点：基线至 330 天随访结束时两组患者 LDL-C 变化百分比。

【研究结果】

该研究共纳入 450 人，随访时间 330 天，中位年龄为 67 岁，其中 31% 为女性，12%～14% 为非洲裔美国人，14%～17% 为拉丁裔，平均 LDL-C 97.4mg/dl，拥有健康保险。97% 受试者年收入≤5万美元；58% 为既往心肌梗死、冠状动脉血运重建或缺血性卒中患者；95% 受试者他汀类药物不耐受；26% 受试者基线时 LDL 均值为 97mg/dl。在 330 天内，英克司兰优先组 vs. 常规治疗组 LDL-C 变化百分比为 –60.0% vs. –7.0%（$P < 0.001$）。在他汀类药物停药方面，英克司兰优先组并不劣于常规治疗组，既往无他汀药物不耐受但停用他汀类药物≥30 天（6.0% vs. 16.7%），治疗差异 –10.6%（97.5%CI –18.3%～–3.0%）（非劣效 CI 界值 +15.0%）；LDL-C 降低≥50% ［69.8% vs. 5.3%（$P < 0.001$）］；LDL-C < 70mg/dl ［81.8% vs. 22.2%（$P < 0.001$）］；LDL-C < 55mg/dl ［71.6% vs. 8.9%（$P < 0.001$）］。330 天时，"英克司兰优先"组与常规治疗组的综合 MACE 为 2.7% vs. 2.2%。

【研究结论】

VICTORION-INITIATE 试验结果表明，在接受最大耐受剂量他汀类药物治疗后血脂未达标的 ASCVD 患者中，加用英克司兰可显著降低 LDL-C 水平。

【讨论】

既往指南建议英克司兰的使用时机为他汀类药物 + 依折麦布仍不达标之后，但 VICTORION-INITIATE 研究给出了令人振奋的结果，ASCVD 患者在最大耐受剂量他汀类药物治疗 LDL-C 不达标后立即启用英克司兰，较常规治疗路径的降脂疗效更为显著，自基线 LDL-C 降幅与既往临床试验相似（降幅＞50%），且 LDL-C 达标率大幅提升。提示"英克司兰优先"治疗策略更有助于 ASCVD 患者实现早期达标，这对于改善患者长期获益具有重要意义。英克司兰一年两针的注射方式使患者的依从性提高。但目前的数据并没有考虑到患者应用英克司兰可能会面临的经济问题。期待更多的研究证实英克司兰的临床获益，也期待更多的研究能探索出联合用药的最佳治疗方案。

（唐山市工人医院　高夏青）

四、心力衰竭研究进展

（一）2024 ACC ARISE-HF 研究：选择性醛糖还原酶抑制剂未能改善糖尿病性心肌病患者运动能力

糖尿病性心肌病（DbCM）是一种因长期高血糖损害心肌导致心力衰竭的疾病，患者通常没有冠状动脉疾病、心脏瓣膜病或其他心力衰竭原因。据估计，约 20% 的糖尿病患者患有 DbCM。选择性醛糖还原酶抑制剂的作用是防止醛糖还原酶将葡萄糖分解为另一种糖（山梨醇），这种糖会随着时间的推移导致心肌硬化和心脏功能恶化，从而损害心脏组织，但目前还没有针对导致 DbCM 及其进展为显性心力衰竭的治疗方法。ARISE-HF 试验旨在测试试验药物 AT-001（一种高度选择性的醛糖还原酶抑制剂）在稳定 DbCM 患者运动能力方面的有效性。

在 2024 年 ACC 大会 ACC/JAMA 最新揭晓临床试验 Ⅳ 联合会场上，来自美国哈佛医学院马萨诸塞州总医院心脏病科的 James L Januzzi 教授公布了 ARISE-HF 试验的研究结果：使用 AT-001 治疗 DbCM，通过测量患者的最大摄氧量（峰值 VO$_2$）发现其对患者的运动能力没有显著影响。

【研究方法】

ARISE-HF 试验于 2019 年 9 月 18 日至 2022 年 10 月 31 日，在全球 62 个地点招募了 691 例患有 B 期心力衰竭和运动能力降低的患者，尽管他们没有心力衰竭或冠状动脉狭窄的症状，但都伴有结构性心脏病或异常心脏生物标志物。患者平均年龄为 67.5 岁，50.4% 为女性，82.5% 为白种人，平均体重指数为 30.6kg/m^2，糖尿病病程 14.5 年，基线 HbA1c 为 6.98%，76% 有高血压，38% 的患者正在服

用钠 – 葡萄糖协同转运蛋白 2（SGLT2）抑制剂或胰高血糖素样肽 –1 受体激动剂（GLP-1RA）。

患者按 1 ∶ 1 ∶ 1 随机分配为每天接受两次安慰剂、低剂量 AT-001（1000mg）或高剂量 AT-001（1500mg）。在研究开始时和 15 个月后，每个患者都接受了心肺运动测试，并测量血液中的氧气和二氧化碳水平及肺部可以吸入的空气量。研究的主要终点是安慰剂组和高剂量 AT-001 组在初始运动测试和 15 个月后的峰值 VO_2 之间的差异。次要终点包括患者整体体力活动水平以及对症状和生活质量的感知变化。此外，研究人员还进行了一项预先计划的亚组分析，比较基线时使用或未使用 SGLT2 抑制剂或 GLP-1 RA 的患者的结果。

【研究结果】

各研究组参与者的基线峰值 VO_2 平均为 15.7ml/（kg·min）。15 个月时，安慰剂组患者的峰值 VO_2 下降了 0.34ml/（kg·min）（与基线相比，$P=0.005$），而高剂量 AT-001 组患者的峰值 VO_2 下降了 0.03ml/（kg·min）（$P=0.21$）；安慰剂组和高剂量 AT-001 组之间的峰值 VO_2 平均变化差异为 0.30ml/（kg·min），无统计学意义（$P=0.19$）。在基线时未接受 SGLT2 抑制剂或 GLP-1RA 患者的预先指定的亚组分析发现，15 个月时，安慰剂组峰值 VO_2 下降了 0.54ml/（kg·min），而高剂量 AT-001 组峰值 VO_2 提高了 0.08ml/（kg·min），两组在 15 个月时峰值 VO_2 差异为 0.62ml/（kg·min）（$P=0.04$；相互作用 $P=0.10$）。

结果还显示，低剂量 AT-001 组和安慰剂组的峰值 VO_2 也出现了类似的下降 [0.29ml/（kg·min）]，差异无统计学意义（$P=0.84$）。总体而言，41.8% 安慰剂组和 36.2% 高剂量 AT-001 组患者的峰值 VO_2 下降≥6% [比值比（OR）0.80；$P=0.29$]；在未服用 SGLT2 抑制剂或 GLP-1RA 的患者中，差异分别为 46.0% 和 32.7%，具有显著意义（OR 0.56；$P=0.04$）。NT-proBNP 组间差异不显著。AT-001 治疗与 15 个月时更好的运动能力相关，表明 AT-001 可能对某些

DbCM 患者的相关结果指标产生影响。此外，鉴于降低慢性糖尿病患者心力衰竭风险的紧迫性，需要对 AT-001 在降低心力衰竭风险方面的潜在作用进行更多研究。

【研究结论】

研究结果表明，在 DbCM 和运动能力受损的个体中，与安慰剂相比，AT-001 治疗 15 个月并没有显著改善运动能力。但这些结果也说明了继续关注早期识别糖尿病患者心力衰竭风险的重要性，以及在病情发展为明显心力衰竭之前开始治疗的重要性。

（衡水市人民医院　宋俊迎）

（二）2024 ACC PRO-HF 研究：心力衰竭临床试验中患者报告健康状况常规评估的临床影响

2024 ACC 发布了 PRO-HF 研究结果：在心力衰竭门诊就诊中进行常规的患者自报健康状况（patient-reported outcome，PRO）并没有对患者报告的生活质量或其他临床结果产生明显影响。未来应该测试将 PRO 嵌入常规临床护理的替代性策略和设置中，将患者自报指标融入日常临床护理中。

【研究背景】

心力衰竭患者的长期管理是慢性心力衰竭治疗中的重要一环，需要对患者健康状态进行准确评估以判定目前治疗方案是否合适并对之后的治疗方案做出指导。但患者自报健康状况（PRO）与临床医生对自身健康状况的评估往往并不一致。早期的 PRO-HF 试验报告发现，常规的 PRO 评估提高了临床医生对健康状况评估的准确性，是评估患者整体健康状态和治疗效果的重要指标，并且越来越多地被推荐作为常规心血管护理的一部分。但这并没有转化为心力衰竭治疗变化或患者报告生活质量的变化，需要额外的策略来促进将 PRO 数据纳入心力衰竭患者的临床护理。然而，目前尚不清楚在心力衰竭诊所中常规评估 PRO 是否会对临床结果产生积极影响。

【研究目的】

探索基于临床疾病特征的 PRO 是否会改善 1 年后患者报告的生活质量，这有助于确定是否应该在心力衰竭诊所中常规进行 PRO，以及是否可能改善患者的治疗和管理。

【研究方法】

纳入 2021 年 8 月 30 日至 2022 年 6 月 30 日前往斯坦福心力衰竭诊所的成年患者。患者被随机分为两组：一组接受定期患者报告的健康状况评估，另一组接受常规护理。定期评估组的患者在每次诊所访问前被要求完成堪萨斯城心肌病问卷（KCCQ-12），而常规护理组的患者则只在入组时完成 KCCQ-12 评估。

堪萨斯城心肌病问卷（KCCQ）作为 HF 特定患者报告结果（PRO）工具，在评估心力衰竭（HF）患者的症状、功能和生活质量受影响程度方面具有重要性和独特性。该问卷被广泛应用，并显示出高度的可靠性。相比于其他临床或实验室指标，KCCQ 更能准确反映临床变化，并且能够反映超越传统的危险因素，提高对 HF 后续临床事件的预测能力。

在本次试验中，研究人员采用了 KCCQ-12 作为常规 PRO 评估和主要终点指标。KCCQ-12 是 KCCQ 的经过验证的简化版本，专门设计用于临床护理。它包括 12 个问题，询问患者在过去 2 周内对 HF 在 4 个领域的感知，这 4 个领域分别是症状频率、身体限制、社交限制和生活质量。总体评分（OSS）是 4 个领域得分的平均值，临床评分（CSS）是症状和身体限制领域的平均值，以量化纽约心脏协会（NYHA）分级系统的概念。OSS、CSS 和各领域得分的范围从 0（严重受损）到 100（最佳状态）。

主要研究终点是在 1 年随访期后评估患者报告的健康状况，使用 KCCQ-12 的 OSS 作为主要评估指标。次要评估指标包括 KCCQ-12 的 CSS 和 4 个领域分数，以及心力衰竭相关的临床结果，如住院、急诊就诊和药物治疗等。

【研究结果】

17 名临床医生共招募和随机分配了 1248 例参与者，其中 PRO 评估组 624 例，常规护理组 624 例。参与者的年龄中位数为 63.9 岁［四分位数间距（IQR）为 51.8 ~ 72.8］，38.9% 为女性，基线 KCCQ-12 OSS 的中位数为 82.3（IQR 58.3 ~ 94.8）。最终 KCCQ-12［PRO 组可用 87.9%，常规护理组可用 85.1%（$P=0.16$）］的中位 OSS：PRO 组为 87.5（IQR 68.8 ~ 96.9），常规护理组为 87.6（IQR 69.7 ~ 96.9），基线调整后的平均差异为 0.2（95% CI -1.7 ~ 2.0；$P=0.85$）。结果在预先指定的亚组中一致。事后分析表明，基线 KCCQ-12 OSS 为 60 ~ 80 的参与者中存在显著的相互作用，但在症状较轻或较重的参与者中未观察到类似效果。在各组之间未发现 1 年死亡率、住院、急诊就诊、药物治疗、门诊随访或检查率方面存在显著差异。

【评论】

该研究是针对心力衰竭患者进行了常规患者报告结果（PRO）评估的随机试验。结果显示，虽然 PRO 评估未在整体上明显改善患者报告的生活质量或临床护理过程，但在 KCCQ-12 OSS 为 60 ~ 80（NYHA 2）的受试者中产生了一定获益。尽管之前的研究表明常规 PRO 评估有助于提高临床医生对患者疾病严重程度的准确评估，但在该研究中并未转化为临床结局上的差异。作者认为这可能是由于试验中存在的一些因素所限制，例如研究对象的基线健康状况较高、部分参与者并非心力衰竭患者等。

该研究的结果表明，在心力衰竭诊所中进行患者报告的健康状况评估具有潜在的临床益处。通过定期评估患者的健康状况，医生可以更好地了解患者的病情和生活质量，并根据评估结果进行个性化的治疗决策。此外，患者报告的健康状况评估还可以帮助医生更好地监测患者的病情变化，并及时调整治疗方案。

然而，需要注意的是研究存在一些限制。首先，由于本研究采用了单中心设计，样本容量相对较小，可能存在选择偏倚。其次，本研究的随访期仅为 1 年，长期的随访研究可能能够更全面地评估进行患者报告的健康状况评估的长期效果。此外，本研究未能评估医生是否在每次诊所访问时审查患者完成的健康状况评估结果，这可能影响了评估结果的应用。

综上所述，尽管本研究未能在主要结果上显示出患者报告健康状况评估的明显优势，但次要结果和临床结果的改善表明这种评估方法在心力衰竭诊所中具有潜在的益处。未来的研究可以进一步探索如何最大限度地利用患者报告的健康状况评估来改善心力衰竭患者的临床管理和治疗效果。

（首都医科大学附属北京安贞医院

蒋志丽　张　锋　高玉龙）

（三）2024 ACC RELIEVE-HF 研究：置入心房分流器未能改善心力衰竭患者的预后或减轻症状

在 2024 年 ACC 大会上，来自美国纽约西奈山医院的 Gregg W. Stone 教授团队公布了心房分流器（inter-atrial shunt，IAS）用于治疗心力衰竭（heart failure，HF）患者的 RELIEVE-HF 试验结果。该研究指出置入 Ventura 心房分流器未能改善心力衰竭患者的预后或减轻症状。

【研究背景】

无论是射血分数减低的心力衰竭（heart failure with reduced ejection fraction，HFrEF）还是射血分数保留的心力衰竭（heart failure with preserved ejection fraction，HFpEF）均表现为左心房压力（left atrial pressure，LAP）升高和肺静脉充血的一系列临床症状。心力衰竭患者的 LAP 会随着运动负荷及容量负荷的增加而增加，药物治疗效果欠佳。心房分流器可以促使部分血液从左心房分流至右心房，降低左心房压力。前期初步研究结果表明，心房分流器应用于心力衰竭患者是安全可靠的，并对患者的症状和心功能的改善具有一定效果。

【研究方法】

RELIEVE-HF 试验是一项随机、双盲、安慰剂对照、多中心的临床试验，旨在确定 V-Wave Ventura 心房分流器在不同类型的心力衰竭患者中的安全性和有效性。本试验纳入标准为服用最大可耐受剂量的一线抗心力衰竭药物后仍有症状（NYHA Ⅱ级、Ⅲ级或可行走的Ⅳ级患者），6 分钟步行距离（6 minute walk distance，6MWD）100 ~ 450m 的心力衰竭患者。排除标准：严重的瓣膜病变、严重的肺动脉高压和显著的右心室功能障碍及与心房分流器不兼容的解剖异常和血流动力学不稳定。入选患者按 1 ∶ 1 比例随机分为心房分流器组和安慰剂组。

主要有效性终点为复合终点，包括全因死亡、心脏移植或置入左心室辅助装置（left ventricular assist device，LVAD）、心力衰竭住院、门诊心力衰竭恶化事件和堪萨斯城心肌病问卷评分（Kansas City Cardiomyopathy Questionnaire Overall Summary score，KCCQ-OSS）变化排名。主要安全终点为术后 30 天内与设备相关的主要不良心血管和神经系统事件。

【研究结果】

该研究共纳入 101 个研究中心的 508 名患者，平均年龄 71.5 岁，37.2% 为女性，96.5% 的患者为 NYHA Ⅲ级，中位氨基末端脑钠肽前体（N terminal pro B type natriuretic peptide，NT-proBNP）水平为 1850pg/ml，平均 6MWD 为 266m，平均左心室射血分数（left ventricular ejection fraction，LVEF）45.0%。其中 205 例患者（40.4%）为 HFrEF（LVEF < 40%），303 例（59.6%）患者为 HFpEF，平均肺毛细血管楔压为 16.6mmHg，平均右心房压为 9.3mmHg，平均肺血管阻力为 2.3 Wood 单位。

经过 2 年的随访，两组患者之间全因死亡、心脏移植或 LVAD 置入、HF 住院、门诊 HF 事件恶化以及 KCCQ-OSS 评分变化的复合终点或任何分级终点均无显著差异。

安全终点：30 天随访时，分流器组患者未发生设备相关的主要不良心血管和神经系统事件。在 2 年的随访中，设备相关的主要不良心血管和神经系统事件的主要安全终点的发生率为 0。相对于这些风险的预先指定定义，心房分流器的安全性达到了高度的统计学显著性（$P < 0.0001$）。

当应用胜率评估时，总体上（$P=0.20$）或任何个体的结果都没有差异。然而，当 HFrEF 与 HFpEF 的患者进行比较时，心血管事件（死亡、心力衰竭住院或者心力衰竭症状加重）曲线在随机化的几个月内分离。在 HFrEF 中，分离有利于心房分流器组，到随访结束时，心血管事件发生率降低了 45%（RR 0.55；$P < 0.0001$）。在 HFpEF 患者中，分离有利于安慰剂组。到随访结束时，心血管事件增加了 68%（RR 1.68；$P=0.001$）。

当通过特定事件进行评估时，在接受心房分流器装置的 HFpEF 患者中，门诊心力衰竭症状加重、LVAD 或心脏移植率没有显著差异，但心力衰竭住院增加了一倍（RR 2.05；$P=0.008$），死亡增加了两倍多（RR 3.24；$P=0.004$）。

【研究结论】

应用心房分流器，总体上未能改善心力衰竭患者的预后或减轻症状。对于 HFrEF，则有利于改善心血管事件发生率。

【讨论】

本研究发现不同类型心力衰竭患者置入心房分流器后临床结果存在差异，对于 HFrEF 显示处理益处，对于 HFpEF 则表现出了有害的一面。研究者认为心房分流器对 HFrEF 患者的益处和对 HFpEF 患者的危害可能与血流动力学有关。虽然心房分流器的所谓好处是通过将血液从左心室分流到右心室来降低左心房压力，但潜在的危害是可能造成右心负荷过重。HFrEF 右心室的顺应性较大，能容纳从左心分流到右心室的血液，置入心房分流器能获益；而 HFpEF 患者的右心室顺应性较小，无法容纳分流过来的血液，置入心房分流器反倒有害。

（首都医科大学附属北京安贞医院　师树田

首都医科大学附属北京天坛医院　曹晓菁

平山中山医院　李晓飞）

（四）2024 ACC STEP–HFpEF DM 研究：司美格鲁肽用于治疗合并 2 型糖尿病和肥胖的 HFpEF 患者安全有效

2024 年 4 月 6 日，在美国心脏病学会科学年会（ACC.24）上，来自美国密苏里大学 – 堪萨斯城医学院的 Mikhail N. Kosiborod 教授公布了 STEP-HFpEF-DM 试验结果，在合并 2 型糖尿病的肥胖相关 HFpEF 患者中，司美格鲁肽在 1 年时可显著减少心力衰竭相关症状、改善心脏功能，使体重减轻，改善运动功能，且相关的严重不良事件更少，显示出了良好的药物耐受性。

【研究背景】

2023 年欧洲心脏病学会（ESC）年会上公布了 STEP-HFpEF 试验结果，其结果显示了每周一次皮下注射 2.4mg 司美格鲁肽对肥胖合并射血分数保留的心力衰竭（HFpEF）患者在体重和心力衰竭症状改善方面的价值——与安慰剂相比，司美格鲁肽在减重的同时，可改善此类患者心力衰竭相关症状和身体功能。在 STEP-HFpEF 试验中，2 型糖尿病（T2DM）患者的体重降幅始终小于非 T2DM 患者，T2DM 患者更有可能接受钠 – 葡萄糖协同转运蛋白 2 抑制剂（SGLT2i）治疗，HFpEF 合并 T2DM 患者临床症状包括衰弱（呼吸短促、运动不耐受、肿胀 / 水肿）和体力活动受限的情况通常更严重。这些因素可能会影响到司美格鲁肽的反应性，基于此，进一步开展了 STEP-HFpEF DM 试验，该研究则旨在评价每周一次 2.4mg 司美格鲁肽在合并 T2DM 和肥胖的 HFpEF 患者中的疗效和安全性。

【研究方法】

STEP-HFpEF DM 是一项随机、双盲、安慰剂对照试验，在亚洲、欧洲、北美和南美 13 个国家 108 个地点进行。纳入标准: 左室射血分数（LVEF）≥ 45%，纽约心脏协会（NYHA）Ⅱ～Ⅳ，堪萨斯城心肌病问卷临床总结评分（KCCQ-CSS，该评分问卷是衡量心力衰竭相关症状和身体限制的金标准）< 90 分，6 分钟步行距离（6MWD）≥ 100m，符合心力衰竭症状和功能受限（至少有以下 1 项表现：左心室充盈压力升高；利钠肽水平升高且超声心动图异常；或在筛查前 12 个月内因心力衰竭住院并伴有超声心动图异常或持续使用利尿剂治疗）的患者。参与者被要求在筛查前至少 90 天被诊断为 T2DM，且糖化血红蛋白（HbA1c）≤ 10%。关键排除标准是筛查前 90 天内体重变化 > 5kg，有 1 型糖尿病病史，筛查前 90 天内有胰高血糖素样肽 -1 受体激动剂（GLP-1RA）应用史和未控制的糖尿病视网膜病变。

受试者按 1 ∶ 1 比例随机分配至每周一次皮下注射司美格鲁肽（n=310）或安慰剂（n=306）。前 4 周，司美格鲁肽的起始剂量为 0.25mg，每周 1 次，每 4 周增加一次剂量，在第 16 周达到 2.4mg 的维持剂量。研究持续 52 周，每 5 周随访一次。研究者自行决定对原基线降糖药物（除 GLP-1RA 外的任何类别）进行调整或增加新的治疗。

主要终点：① KCCQ-CSS 从基线到第 52 周的变化；②体重的变化。

次要终点包括：6 分钟步行距离（6MWD）的变化；死亡、心力衰竭事件、KCCQ-CSS 和 6MWD 变化的分层复合终点；C 反应蛋白（CRP）的变化。

【研究结果】

试验共纳入 616 例参与者，中位年龄 69 岁，44.3% 为女性。基线中位体重和 BMI 分别为 102.7kg 和 36.9kg/m²；中位 KCCQ-CSS 为 59.4 分；中位 6MWD 为 280m；房颤为 39%；氨基末端脑钠肽前体（NT-proBNP）中位数为 493pg/ml；中位 T2DM 病程 8.0 年，基线药物：利尿剂 81%，盐皮质激素受体拮抗剂 32.5%，SGLT2i 32.8%。此外，

71.9% 接受二甲双胍治疗，17.5% 接受磺脲类药物治疗，20.8% 接受胰岛素治疗。

从基线到第 52 周，司美格鲁肽组 KCCQ-CSS 的平均变化为 13.7 分，安慰剂组为 6.4 分［预估治疗差异（ETD）7.3，95% CI 4.1 ～ 10.4，$P < 0.001$］；司美格鲁肽组体重的平均百分比变化为 –9.8%，安慰剂组为 –3.4%（ETD –6.4%，95% CI –7.6% ～ –5.2%，$P < 0.001$）。与基线时服用 SGLT2i 的患者相比，未服用 SGLT2i 的患者体重变化更大（–7.2% vs. –4.7%，P=0.04）。

次要终点：司美格鲁肽 vs. 安慰剂，其中，6MWD 的组间估计差异为 14.3m（12.7m vs. –1.6m，95% CI 3.7 ～ 24.9，P=0.008）；分层复合终点的胜率（win ratio）为 1.58（58.7% vs. 36.8%，95% CI 1.29 ～ 1.94，$P < 0.001$）；HbA1c 自基线到第 52 周的变化为 –0.7 vs. 0.1（$P < 0.05$）；NT-proBNP 自基线到第 52 周的百分比降幅为 –23.2 vs. –4.6（$P < 0.05$）；全因死亡率为 1.9% vs. 3.3%（$P > 0.05$）；司美格鲁肽组平均 CRP 在第 52 周下降 42%（预估治疗比率 0.67，95% CI 0.55 ～ 0.80，$P < 0.001$）。司美格鲁肽组和安慰剂组分别有 55 例（17.7%）和 88 例（28.8%）参与者报告了严重不良事件。其中，发生率最高的心脏相关不良事件和感染风险在司美格鲁肽组分别为 19 例和 12 例，安慰剂组分别为 40 例和 27 例。两组中分别有 6 例和 11 例参与者因严重不良事件而终止治疗。

【研究结论】

STEP-HFpEF DM 试验显示，在合并 T2DM 和肥胖的 HFpEF 患者中，每周一次皮下注射司美格鲁肽在改善体重和以患者为导向的生活质量方面优于安慰剂。

【讨论】

STEP-HFpEF DM 试验获得了令人振奋的结果，该试验证实了司美格鲁肽在合并 T2DM 和肥胖的 HFpEF 患者中的有效性和安全性。与 STEP-HFpEF 试验相比，该试验中的体重减轻率更低（10.7% vs. 6.4%）。这种差异可能是由 SGLT2i 使用的差异所造成（STEP-HFpEF

为 3.6%，而当前试验为 33%）。但尽管有些患者基线使用了 SGLT-2i，仍然能够观察到司美格鲁肽的获益。本研究也有一定局限性，首先，白种人纳入比例较高，占 84%；其次，研究没有对再住院率、急诊就诊率相关指标进行评估；再次，随访时间为 1 年，相对较短，且有一定的失访率。

（唐山市工人医院　高夏青）

（五）2024 ACC：SGLT2 抑制剂治疗先天性心脏病心力衰竭的安全性

最新的研究表明，钠 - 葡萄糖协同转运蛋白 2（SGLT2）抑制剂在与成人先天性心脏病（ACHD）相关的心力衰竭（HF）患者中安全、有效，且耐受性良好，并与降低 ACHD 患者的住院率有关，真正成为有希望影响 ACHD 病程的治疗方法。

研究结果于 2024 年 3 月 25 日在线发表在《美国心脏病学会杂志》上。

主要研究者埃戈罗娃认为，先天性心脏病患者通常在儿童时代接受过手术干预，尽管疾病没有"治愈"，但许多人后来将 HF 的出现视作疾病的自然发展过程，大部分先天性心脏病患者可以活到高龄。

ACHD 患者往往对 HF 的识别不足，部分原因是他们比获得性 HF 患者更难识别自己的症状。ACHD 患者一生都有心脏局限性；这不像心肌梗死后突然出现的心力衰竭。由于 ACHD 患者通常被排除在临床试验之外，因此，他们的临床管理成为"证据空白"。

SGLT2 抑制剂是一类相对较新的药物，已被证明可以降低传统 HF 患者的病情恶化和心血管相关的死亡风险。自 2021 年以来，4 个欧洲 ACHD 中心的 SGLT2 药物处方都在急剧增加。但缺乏支持 SGLT2 抑制剂用于治疗 ACHD 相关 HF 的可靠数据。

这项新的多中心回顾性队列研究共纳入 174 名接受 SGLT2 抑制

剂治疗的 ACHD 患者，平均年龄 48.7 岁。其中大多数患有复杂先天性心脏病；根据欧洲心脏病学会的分类系统，51.1% 的患者有严重的先天性心脏病，69.5% 的患者全心室功能中度下降，52.1% 的患者心室功能轻度下降。

在绝大多数（93.1%）参试者中，伴随 2 型糖尿病（6.3%）的 HF 是 SGLT2 抑制剂的主要适应证，其次是慢性肾脏疾病（0.6%）。大多数患者已经开始服用达格列净或恩格列净，标准剂量为每天 10mg。

超过 2/3 的患者（68.8%）在基线时至少服用了 3 种治疗 HF 的药物。83.1% 的患者服用了血管紧张素转化酶抑制剂、血管紧张素受体阻滞剂或血管紧张素受体 – 脑啡肽酶抑制剂。

主要研究结果是 SGLT2 抑制剂的安全性和耐受性，通过评估副作用、停止治疗、死亡率和开始使用 SGLT2 药物后 2 周到 3 个月的安全性指标（包括体重、血压、钠、钾、葡萄糖和肌酸酐水平）来完成。

安全性评估：在 7.7 个月的中位随访中，10.3% 的患者出现了副作用，6.9% 的患者停止了治疗。这些结果反映出 SGLT2 抑制剂对传统 HF 应该提供更大规模临床研究的数据，才更具说服力。只有确认了安全性，才能让患者和医生放心使用，很幸运，本试验中没有发现太多意外的副作用。

然而，一名患者出现了 Fournier 坏疽（坏死性筋膜炎），需要进行手术清创并停用 SGLT2 抑制剂。这是一种"非常罕见"但"戏剧性"的并发症，通常发生在有其他风险因素的患者身上。

3 名患者（1.7%）经历了复发性尿路感染，口服抗生素治疗成功。体重、血清钠、钾或葡萄糖均无显著变化。尽管舒张压没有显著变化，但收缩压却明显降低。有一例停用 SGLT2 抑制剂的患者，与基线相比，肌酐增加具有统计学意义。在随访期间，约 2.3% 的患者死于与 SGLT2 抑制剂无关的原因。

总的来说，服用 SGLT2 抑制剂的患者中有 23.5% 因 HF 住院；

而服用 SGLT2 抑制剂治疗开始前的 12 个月这一数字为 70%。随访期间 HF 住院率为 30%。HF 相关的入院是先天性心脏病患者病情恶化的重要标志。

SGLT2 抑制剂处方后 6 个月的 HF 住院率比治疗前 6 个月低 30%（相对住院率 =0.30；95% *CI* 0.14 ～ 0.62；*P*=0.001），但心律失常入院率没有显著降低。

既往对待先天性心脏病患者的态度是，他们接受了手术修复，并尽可能地进行了手术矫正，而药物治疗对他们没有任何帮助或几乎没有帮助。但现今的研究结果让我们看到，即使是以前因 HF 入院、病情最严重的患者，目前也因服用 SGLT2 抑制剂而明显改变了他们的病程，明显获益。尽管这是一个有限的队列，但该药物在右心室占主导地位的患者和左心室占主导的患者以及先天性缺陷病情复杂的患者中同样有效。

明尼苏达州罗切斯特市梅奥诊所心血管医学系博士 Luke J. Burchill 及其同事在一篇附带的社论中表示，这项研究代表了 ACHD HF 研究这一新兴领域的进展，但还需要更大规模的前瞻性随机对照试验来确认潜在的临床益处。

关于 SGLT2 抑制剂的心脏保护作用还有很多未知之处。HF 住院人数的减少预示着 ACHD HF 患者的潜在益处，但 SGLT2 抑制剂影响这一变化的机制仍存在诸多问题需要探讨，如合并症对 SGLT2 抑制剂治疗反应的影响如何？《美国心脏病学会杂志》社论指出，第一种天然 SGLT 抑制剂——根皮苷早在 1835 年就从苹果树的树皮中分离出来，经过近两个世纪的科学研究，目前已经到了将其从苹果树树皮转化为 ACHD 相关 HF 的新治疗方法的时刻。

（首都医科大学附属北京安贞医院　李艳芳　魏路佳

战略支援部队特色医学中心　曾　源）

五、心律失常研究进展

（一）2024 ACC TRAVERSE 研究：左心室导管消融选择经房间隔途径更安全可靠

2024 ACC 发布了 TRAVERSE 研究结果：与经主动脉逆行途径相比，经房间隔途径行左心室导管消融术后脑梗死及神经认知功能下降发生率明显减少。

【研究背景】

左心室导管消融（CA）治疗频发室性期前收缩（PVC）或室性心动过速（VT）的比率在过去 5 年中显著增加。高达 64% 的接受左心室消融术的患者随后在弥散加权 MRI 上发现成像检测到脑梗死。目前认为可能与消融导管经主动脉逆行途径跨瓣进入左心室时引起主动脉壁上动脉粥样斑块及主动脉瓣膜碎片脱落有关。随着可调弯鞘管的应用，经房间隔途径进入左心室消融已逐步成为左心室心内膜消融的重要选择。然而，与传统的主动脉逆行途径相比，经房间隔途径是否能改善左心室消融后脑梗死的发生和神经认知功能的下降尚不清楚。

【研究目的】

研究与逆行主动脉入路相比，经房间隔入路成像检测到的脑梗死发生率是否更低。

【研究方法】

该研究的入选人群为拟在左心室心内膜行导管消融的室性期前收缩或室性心动过速患者（年龄≥18 岁）。排除标准包括：① MRI 禁忌证患者；②主动脉逆行禁忌证患者，包括重度主动脉瓣狭窄、主动脉机械瓣患者；③经房间隔途径禁忌证患者，包括重度二尖瓣狭窄、二尖瓣机械瓣、房间隔缺损 / 卵圆孔未闭封堵术后患者、Mitraclip/Alfieri 二尖瓣修补术后患者；④术前已计划或确定需经某种途径入左心室者。

【研究结果】

该研究共纳入美国 21 家电生理中心的 152 例患者，按照 1 : 1 比例随机分为主动脉逆行组和经房间隔途径组，其中 17 例患者（11%）交叉至另一组，8 例患者（5%）未进行左心室内消融。两组患者在年龄、性别、种族、体重指数、伴随疾病、凝血状态及室性心律失常类型方面无明显差异，在消融时间、术中血流动力学参数、ACT 时间及消融靶点方面也无明显统计学差异。两组之间在导管消融后即刻及长期（6 个月）的有效性（室性期前收缩负荷、症状及 ICD 放电等）相似。

导管消融术前 70 例患者进行了头颅 MRI 检查，均未发现明显的急性缺血性病灶。导管消融术后第 1 天有 131 例患者（主动脉逆行组 62 例，经房间隔途径组 69 例）接受了头颅 MRI 检查，意向性分析发现经房间隔途径消融组无症状性脑梗死的发生率低于经主动脉逆行组（28% vs. 45%，P=0.036）。接受治疗分析发现仅通过经房间隔途径消融的患者发生无症状性脑梗死的风险显著低于经主动脉逆行途径的患者（23% vs. 49%，P=0.016）。此外，经房间隔途径消融的患者发生急性脑梗死的病灶数目显著低于经主动脉逆行组患者（P=0.001）。尽管两组患者在消融术后 6 个月的神经认知功能评分无显著差异，但经房间隔途径消融组患者发生神经认知功能受损的风险显著低于经主动脉逆行组患者（P=0.02）。

【评论】

Gregory Marcus 博士总结道："与主动脉逆行入路相比，经房间隔入路心内膜内左心室导管消融导致急性脑梗死的发生率显著降低。经间隔入路可能减轻这些手术后的神经认知能力下降。该研究也存在一定局限性，包括样本量小、随访丢失、两组之间存在交叉等。

（首都医科大学附属北京安贞医院

蒋志丽　马友才　叶　明）

（二）2024 ACC Embo-Abl 研究：房颤患者接受冷冻球囊消融术后发生无症状脑栓塞的风险不劣于射频消融

2024 ACC 发布了 Embo-Abl 研究结果：对于接受房颤消融治疗的患者，冷冻球囊消融相比于射频消融在术后无症状脑栓塞（头部 MRI 检测到）发生率方面显示出了非劣效性。但该试验并未识别出任何与患者相关、术中操作相关或术中监测到的微栓子数量相关的因素能被认为是术后出现无症状脑栓塞的独立危险因素。

【研究背景】

导管消融可降低房颤患者卒中和死亡的风险，但另一方面导管消融本身也有着 0.5% ～ 1% 的手术相关的血栓栓塞并发症风险，以及 10% ～ 40% 的临床无症状脑栓塞（SCE）风险。导管消融导致 SCEs 的机制尚未完全理解，但一些研究表明，SCE 可致认知功能障碍。

冷冻球囊（CB）和射频（RF）是两种常用的消融方式，而冷冻球囊的应用相对更为便捷，在房颤治疗中受到越来越多的关注。冷冻球囊和射频消融在能量形式及其传递方式等方面存在差异，因此这两项技术在消融相关并发症的类型和发生率等方面上也会有所不同。Embo-Abl 研究旨在比较冷冻球囊与射频在消融术后 SCEs 的发生率方面是否存在差异。

【研究方法】

Embo-Abl 是一项前瞻性、多中心、随机、开放标签、非劣效性对照试验，旨在比较房颤患者 CB 和 RF 消融术后的脑栓塞发生率。研究于 2021 年 5 月至 2024 年 1 月在日本 3 个中心进行。纳入年龄在 20 ～ 85 岁，拟行 CB 和 RF 消融术，以及至少记录一次发作时间

≥ 30 秒的房颤患者；排除既往有消融术或心脏手术治疗史、左心房直径超过＞ 55mm、无法进行脑部磁共振成像（MRI）检查、当前或计划妊娠，以及参与其他干预研究的患者。入组患者按 1∶1 随机分配至 CB 或 RF 消融组。

研究主要终点为消融术后 3 天内经 MRI 检查的 SCEs 发生率。次要终点包括消融术后 3 天内经 MRI 检查的无症状脑损伤（SCL）、消融术中经颈动脉超声检查的微栓子信号（MES）及术后随访期并发症。

【研究结果】

研究共纳入 229 例房颤患者，其中 CB 组 115 例，RF 组 114 例。CB 组和 RF 组均有 80 例患者发生阵发性房颤，合并高血压患者比例均较高，两组患者基线特征相似。

在主要终点方面，消融术后 3 天内 CB 组有 16 例（13.9%）患者发生 SCE，RF 组有 11 例（9.6%），风险差异为 4.18%（95% CI –4.18% ～ 12.5%；P=0.02）。在次要终点方面，消融术后 3 天内 CB 组有 6 例（5.2%）患者发生 SCL，RF 组有 3 例（2.6%），风险差异为 2.56%（95% CI –2.47% ～ 7.59%；P=0.002）；同时，消融术中经颈动脉超声检查发现，CB 组 MES 发生数量低于 RF 组，而 MES 数量与脑栓塞发生率无关（P＜0.01）。

此外，在安全性方面，随访期间两组患者的并发症发生率无显著差异，均为 2.6%，常见并发症为心脏压塞、心包积液等。消融术后未发现经 MRI 检测的脑栓塞与以下危险因素独立相关：患者相关危险因素、手术相关危险因素或消融期间的 MES 危险因素。

【评论】

房颤导管消融手术相关脑栓塞的成因涉及技术、术中和患者相关因素，但目前尚无定论。栓子可能来源于消融过程中产生的血栓碎片及空气微泡。术中相关因素包括肝素应用时机，ACT 水平，术中血压，术中转窦性心律，导管的外形及导管在左心房内操作的时间等。患者相关因素包括既往卒中史，高 CHA2DS2-VASc 评分，持续性房颤，大左心房，术前 TEE 提示左心耳自发显影等。而 Embo-Abl 研究进一步探索了不同的消融技术在消融手术相关脑栓塞方面是否存在差异。

另外该研究应用了一种新型的方形超声探头，能很简便且稳定固定在患者颈动脉处，以实时监测及记录术中产生的 MES。值得注意的是，此次研究结果仅展示了术后磁共振检出和未检出 SCE/SCL 的患者在术中监测到的 MES 总数无显著差别，并未区分所应用的消融技术，也未体现出两组患者在消融的各个阶段所产生的 MESs 数量有无差异，若能对数据进一步细分后再进行比较，可能会有不一样的发现。

该研究提示我们在选择房颤消融策略时，除关注不同策略的术后复发率外，也需要注意不同消融策略的手术相关脑栓塞风险。对于栓塞高风险患者，在积极的围术期抗凝及 ACT 监测的同时，也可以倾向性地选择手术相关脑栓塞风险更小的消融方式，必要时术中可以进行实时的微栓子信号监测。根据患者情况的不同，个体化地选择消融策略，以最大程度确保患者的安全及获益。

（首都医科大学附属北京安贞医院

蒋志丽　王春亚　杨　铎）

六、结构性心脏病研究进展

（一）2024 ACC SMART 研究：自膨胀瓣膜在主动脉瓣环面积较小患者 TAVR 中的表现优于球囊扩张式瓣膜

对于重度主动脉瓣狭窄，主动脉瓣环面积较小的患者，选择合适的经导管主动脉瓣置换术（TAVR）瓣膜类型对于确保手术效果和患者预后至关重要。在 2024 年 ACC 会议上公布的 SMART 研究，首次对主动脉瓣环较小患者接受 TAVR 时使用的两种主要瓣膜类型进行了头对头比较。研究结果显示，在 12 个月的随访期内，与球囊扩张式瓣膜（BEV）相比，自膨胀瓣膜（SEV）在血流动力学性能上表现更优，且生物瓣膜功能障碍的发生率显著低于 BEV，显示出 SEV 在治疗小瓣环患者中的潜在优势。该研究结果同步发表在《新英格兰医学杂志》上。

SMART 研究是一项前瞻性、多中心、随机对照研究，共纳入 716 名重度主动脉瓣狭窄接受 TAVR 且瓣环面积 $\leqslant 430mm^2$ 的患者，平均年龄 80 岁，87% 为女性（在所有接受 TAVR 的患者中女性占比高达 40%），胸外科医师协会预测的平均死亡风险为 3.3%。参与者按照 1：1 的比例随机分配到 SEV 组（使用 Medtronic Evolut PRO/PRO+/FX）或 BEV 组（使用 Edwards SAPIEN 3/SAPIEN 3 Ultra），并进行为期 1 年的随访。研究的主要终点包括术后 1 年全因死亡、致残性卒中和心力衰竭再住院的复合终点（非劣效性检验），以及术后 1 年人工生物瓣膜功能障碍的复合终点（优效性检验）。

SMART 研究的结果显示，12 个月内死亡、发生致残性卒中或因心力衰竭再次住院的患者比例，SEV 组为 9.4%，BEV 组为 10.6%，SEV 非劣效于 BEV。12 个月内出现生物瓣膜功能障碍的患者比例，

SEV 组为 9.4%，BEV 组为 41.6%，SEV 显著优于 BEV。在 12 个月时，SEV 组的主动脉瓣平均压力梯度为 7.7mmHg，显著低于 BEV 组的 15.7mmHg。SEV 组的有效瓣口面积也大于 BEV 组（1.99cm² vs. 1.50cm²）。SEV 组出现血流动力学结构性瓣膜功能障碍的患者比例为 3.5%，显著低于 BEV 组的 32.8%。SEV 组出现生物人工瓣膜功能障碍的女性患者比例为 10.2%，显著低于 BEV 组的 43.3%。30 天后，SEV 组和 BEV 组中，分别有 11.2% 和 35.3% 的患者发现中度或严重人工瓣膜与患者不匹配。

综上所述，在重度主动脉瓣狭窄合并小瓣环患者中，SEV 在血流动力学性能和瓣膜功能上均优于 BEV，且在临床结果方面不劣于 BEV。这一发现对于临床医生在选择 TAVR 瓣膜类型时具有重要的指导意义，尤其在面对小瓣环患者时。未来，研究人员将继续跟踪随访 5 年的结果，以进一步评估两种瓣膜对患者长期预后的影响。

（北京中医药大学第三附属医院　王　冠）

（二）2024 ACC DEDICATE–ZHK6 随机试验 1 年结果：中低风险患者经导管主动脉瓣置换术与外科主动脉瓣置换术的比较

2024 年美国心脏病学会科学会议公布了 DEDICATE–ZHK6 临床试验为期 1 年的结果：在低或中等手术风险的严重主动脉瓣狭窄患者中，1 年内经导管主动脉瓣置换术（TAVR）全因死亡或卒中的发生率不劣于外科主动脉瓣置换术（SAVR）。

【研究背景】

症状性严重主动脉瓣狭窄低中危患者，适合进行 TAVR 或 SAVR，但目前缺乏比较两种术式预后的临床数据。

【研究方法】

该随机非劣效性试验在德国的 38 个地点进行，随机选取具有低或中等手术风险的严重主动脉瓣狭窄患者接受 TAVR 或 SAVR

手术。术者根据患者情况进行个体化评估后，选择经皮或外科瓣膜置换术。主要结局是 1 年内全因死亡或致死性或非致死性卒中发生率。

【研究结果】

该研究共纳入 1414 例患者接受随机分组（701 例进入 TAVR 组，713 例进入 SAVR 组）。患者平均（±SD）年龄为（74±4）岁，57% 为男性，胸外科学会风险评分中位数为 1.8%（低手术风险）。TAVR 组 1 年主要结局的 Kaplan–Meier 估计值为 5.4%，SAVR 组为 10.0%（死亡或卒中的风险比为 0.53；95%CI 0.35～0.79；$P < 0.001$ 为非劣效性）。TAVR 组全因死亡的发生率为 2.6%，SAVR 组为 6.2%（风险比 0.43；95% CI 0.24～0.73）；脑卒中发生率分别为 2.9% 和 4.7%（风险比 0.61；95% CI 0.35～1.06）。TAVR 组和 SAVR 组的手术并发症发生率分别为 1.5% 和 1.0%。

【研究结论】

在低或中等手术风险的严重主动脉瓣狭窄患者中，在 1 年的全因死亡或卒中发生率方面，TAVR 不劣于 SAVR。

【讨论】

曾几何时，SAVR 是治疗严重主动脉瓣狭窄患者的标准方法。随着术者经验的增加和新一代瓣膜技术的进步，TAVR 已迅速成为无法耐受手术（高风险人群）症状性主动脉瓣严重狭窄患者的首选治疗方案。几乎 80% 接受 SAVR 的患者被归类为低至中等手术风险患者，这类患者是否也可以考虑进行 TAVR，预后如何？本研究比较了低中危风险患者接受 TAVR 或 SAVR 预后情况，但本研究存在一定的局限性。首先，非劣效性分析的时间局限在 1 年的随访期内，时间短，因此主要结果将在 5 年后进行重新评估。其次，由于本试验设计中包含意向治疗方案，根据患者要求，有 70 名被分配接受SAVR 的患者接受了 TAVR 治疗。最后，为了保证患者人群的一致性，本研究除外了多瓣膜疾病需要合并手术治疗的患者。DEDICATE-ZHK6 研究为低中危症状性主动脉瓣狭窄患者提供新的治疗选择，期待该研究 5 年随访带来更多令人振奋的结果。

（唐山市工人医院　高夏青）

（三）2024 ACC PERFORM-TAVR 研究：居家运动联合蛋白质补充剂方案有益逆转老年 TAVR 术后的衰弱状态

2024 ACC 发布了 PERFORM-TAVR 研究结果：要改善 TAVR 术后衰弱患者的预后，应针对衰弱患者采取有效的措施，可通过康复训练消除这部分患者的衰弱表现。除了运动锻炼，还要从饮食方面干预，包括补充蛋白质，要对患者采取全面的治疗方法。

【研究背景】

主动脉瓣狭窄（AS）是常见的瓣膜性心脏病，其发病率随年龄增长逐渐升高，经导管主动脉瓣置换术（transcatheter aortic valve replacement，TAVR）已成为治疗主动脉瓣疾病的标准术式，且手术成功率高，目前它的适应证已逐步扩展应用于中低危的患者。尽管 TAVR 手术非常成功，可高达 96%，但由于高龄、衰弱、运动能力低下且合并脑血管病等因素，衰弱的老年患者通常功能恢复差，活动能力也差。然而，这并不代表患者不适宜选择手术方案。对于高龄、衰弱、运动能力低下且合并脑血管病等因素的患者，TAVR 术后的功能结局较差，如何改变这一现状？近期，ACC 2024 大会上，加拿大麦吉尔大学 Jonathan Afilalo 教授结合其团队开展 PERFORM-TAVR 研究结果分享了他们的观点。

【研究方法】

PERFORM－TAVR 研究是一项多中心平行组随机临床试验，招募 200 名 ≥ 70 岁的体弱老年人接受 TAVR。将患者随机分配到干预组和空白对照组。干预组在术前 4 周开始给予蛋白质补充剂（每日 2 次，餐后饮用），TAVR 术后 12 周内会有一位运动治疗师去探望患者，为其制订简单的居家康复运动方案，包括基于体重管理的运动锻炼，在治疗师指导下每周进行 2 次，以及患者自己安排的步行计数活动。

治疗师也会给予患者高蛋白饮料以补充必要的饮食营养。

主要终点是由盲法观察者在 3 个月时使用简易机体功能评估法（short physical performance battery，SPPB）测量的结果，第 3、6 和 12 个月的次要终点包括 HRQOL（由 36 个简短形式的生理和心理成分总结得分衡量）和复合安全性终点。

【研究结果】

在 12 周时，患者的身体表现上有了实质性的具有临床意义的改变，正如术后 3 个月简易机体功能评估法（short physical performance battery，SPPB）测量的结果。主要研究终点是 12 周时 SPPB（范围 0 ～ 12），次要终点是 SF-36 生理健康总分析评分所代表的患者生活质量。主要终点指标 SBBP 评分：两组在基线时的平均 SPPB 评分为 7.1 分，研究结束时干预组为 8.1 分，对照组为 7.1 分，经协变量调整后的差异为 0.9（95% CI 0.3 ～ 1.6，P=0.006）。患者 6 分钟步行试验，步行距离由 36m 增加到 52m，死亡或心力衰竭住院的发生率降低 14%。该研究次要终点指标：干预组显著提升患者生活质量。安全性分析：本研究未见与联合干预方案相关的严重不良事件。联合干预组出现 12 例死亡，对照组 9 例，两组差异无统计学意义（P=0.49）。

【研究结论】

PERFORM-TAVR 试验表明，居家运动联合蛋白质补充剂可安全、有效地改善老年 TAVR 术后衰弱患者的体能状态和生活质量。其结果将有助于进一步推进以提升患者活动能力、平衡能力和力量功能的诊疗方法，加强对该类患者的综合管理。

（首都医科大学附属北京安贞医院

蒋志丽　师树田　王春梅）

七、其他研究进展

（一）2024 ACC BE ACTIVE 研究：游戏化和经济激励措施能增加体育锻炼

BE ACTIVE 研究是迄今为止规模最大、持续时间最长的基于家庭的促进体育锻炼干预的随机对照试验。该研究发现：通过游戏赚取积分或小额经济奖励等策略可鼓励心脏病或卒中高危人群增加体育锻炼，且 1 年内患者每日步数持续增加，其中游戏化 + 经济激励的效果最佳。BE ACTIVE 研究的结果在 2024 年 ACC 大会发布了，并同时发表在 *Circulation* 上。

【研究背景及目的】

体育锻炼与主要不良心血管事件的风险降低有关，但很少有人能达到指南推荐的体育锻炼水平。Alexander C. Fanaroff 医学博士等开展了一项基于家庭的对照干预试验，测试了行为经济学中的某些技术是否能帮助人们增加日常步数，以促进心血管疾病患者或高危人群的体育锻炼。其中一种技术被称为游戏化，它使用了游戏元素，如比赛和计分；另一种技术是经济激励，根据人们的行为获得或失去少量金钱。本研究的目的在于评估游戏化、经济激励或二者组合干预 6 个月和干预 12 个月对心脏病或卒中高危人群进行体育锻炼的影响。

【研究方法】

研究纳入 2019 年 5 月至 2024 年 1 月，临床上患有动脉粥样硬化性心血管疾病或根据汇总队列方程计算的 10 年心肌梗死、卒中或心血管死亡风险 ≥ 7.5% 的参与者共 1062 例（平均年龄 67 岁，其中 61% 为女性）。参与者使用可穿戴设备记录其每天的步数，建立基线，选择增加步数的目标，并随机分配到对照组（151 例）、行为设计游戏化（304 例）、经济激励（302 例）或游戏化 + 经济激励（305 例）。试验的主要结果是从基线到 12 个月干预期的平均每天步数的变化。

【研究结果】

在为期 12 个月的干预期间，与对照组相比，游戏化组［调整后差异为 538.0（95% CI 186.2 ～ 889.9）；P=0.0027］、经济激励组［调整后差异为 491.8（95% CI 139.6 ～ 844.1）；P=0.0062］和游戏化 + 经济激励组［调整后差异为 868.0（95% CI 516.3 ～ 1219.7）；P ＜ 0.0001］的受试者平均每日步数与基线相比有明显增加。

在为期 6 个月的干预期间，与对照组相比，游戏化 + 经济激励组的每日步数仍显著高于对照组［调整后差异为 576.2（95% CI 198.5 ～ 954）；P=0.0028］，但游戏化组［调整后差异为 459.8（95% CI 82.0 ～ 837.6）；P=0.0171］和经济激励组［调整后差异为 327.9（95% CI，–50.2 ～ 706）；P=0.09］的每日步数没有显著增加。

【研究结论】

在为期 12 个月的干预期间，与对照组相比，游戏化、经济激励及两者结合都能增加体育锻炼，其中游戏化 + 经济激励的效果最佳。这项研究结果认为基于行为经济学技术的干预措施有助于提高心血管疾病高风险人群的体育锻炼水平，并且可以成为降低高危患者心血管风险策略的有用组成部分。

（北京中医药大学第三附属医院　王　冠）

（二）2024 ACC B-Free 研究：无苯二氮䓬类药物可减少心脏术后谵妄发生率

2024 年 4 月 8 日，在美国心脏病学会年会上，来自加拿大麦克马斯特大学人口健康研究中心的 Jessica Spence 教授公布了 B-Free 临床试验的研究结果：心脏手术期间限制苯二氮䓬类药物使用并未降低术后谵妄的发生率，也不增加术中知晓的发生率。

【研究背景】

谵妄是外科心脏术后的常见并发症，往往伴随着不良预后。围术期苯二氮䓬类药物应用与谵妄的发生相关，在心脏手术中很常见，有研究表明，此类药物可能增加术后谵妄的发生风险。B-Free 试验是一项多中心随机分组交叉试验，旨在探索心脏手术期间限制苯二氮䓬类药物使用的治疗策略（与无限制使用苯二氮䓬类药物策略相比）是否能降低术后谵妄的发生率。

【研究方法】

该研究为一项双中心、平行、随机分组交叉试验，有 4 个为期 4 周的交叉期。限制性苯二氮䓬类药物组：不常规使用苯二氮䓬类药物；宽松性苯二氮䓬类药物组：$\geq 0.03 \text{mg/kg}$ 咪达唑仑等效剂量。每个中心被随机分配到限制苯二氮䓬类药物组或宽松性苯二氮䓬类药物组，然后在剩下的 3 个周期交替使用这两种治疗策略。可行性结果包括每个策略的依从性评估（目标 $\geq 80\%$）和结果评估（$\geq 90\%$ 的参与者每天在 ICU 进行一次谵妄评估）。主要终点：心脏手术后 72 小时内的谵妄，由护士进行评估；安全终点：术中觉醒；事后终点：谵妄评估阳性的次数。本研究通过在网站上使用布莱斯系列问卷评估术中知晓的发生率。

【研究结果】

共有 800 名接受心脏手术患者纳入本研究，411 人纳入限制用药组，389 人纳入自由用药组。谵妄的发生率为 15.9%（127/800）。手术类型：单独冠状动脉旁路移植（CABG）：49%，单独瓣膜手术为 17%，其他为 34%，紧急手术为 7.8%，平均（标准差）体外循环时间 116（58）分钟。其中 355 人/（389 人，91.3%）在宽松性使用苯二氮䓬药物策略期间接受了苯二氮䓬类药物，363 人/（411 人，88.3%）在限制使用苯二氮䓬类药物策略期间未接受苯二氮䓬类药物治疗。在 800 名患者中，740 人（92.5%）在 ICU 每天进行 ≥ 1 次术后谵妄评估。限制用药组 72 名（17.2%）患者发生谵妄，宽松用药组 55 名（14.1%）患者发生谵妄，两组患者谵妄发生率无显著性差异。

其中 521 名患者接受术中知晓筛查，其中 1 名患者（0.2%）在限制使用苯二氮䓬类药物策略治疗期间（但接受苯二氮䓬类药物治疗）出现术中知晓。

【研究结论】

该研究证实了两种干预策略的依从性，可将谵妄评估作为常规临床护理的一部分。按意向性治疗分析，苯二氮䓬类药物的限制并未减少术后谵妄。按策略依从性分析，限制苯二氮䓬类药物使用约减少了 10% 的谵妄。心脏术中限制苯二氮䓬类药物的使用并未增加术中知晓的发生。应考虑在心脏手术期间限制使用苯二氮䓬类药物。

【讨论】

谵妄是外科心脏术后的常见并发症，往往伴随着不良预后。谵妄的发生与心脏手术围术期应用苯二氮䓬类药物相关。指南建议尽量减少此类药物的使用。但由于苯二氮䓬类药物的优越性，具有遗忘效应且对血压的影响小，其在心脏术中仍广为应用。无苯二氮䓬类药物减少心脏术后谵妄（B-Free）试验是一项多中心随机分组交叉试验（≥90% 的入组患者在心脏手术期间不使用苯二氮䓬类药物），结果显示：限制组似乎与较低的谵妄发生率相关，在严格遵循治疗策略的人群中，谵妄的发生明显减少。这表明，临床实践中确实存在 BZD 使用的改进空间。此外，研究表明在术中没有发现因不使用 BZD 而导致的不良事件，如术中知晓。总之，这项研究对医生的临床决策提供了有价值的建议，并促使我们重新评估术中 BZD 的使用。

（唐山市工人医院　高夏青）

（三）2024 ACC CRESENT 研究：下颌前移装置在降低中重度阻塞性睡眠呼吸暂停患者动态血压方面不劣于持续气道正压通气

2024 年 4 月 6 日，在 2024 美国心脏病学年会上，来自新加坡国立大学杨潞龄医学院的 Chi-Hang Ronald Lee 教授公布了 CRESENT 研究的主要结果：下颌前移装置（mandibular advancement device，MAD）在降低中重度阻塞性睡眠呼吸暂停（OSA）患者 24 小时动态血压方面不劣于持续气道正压通气（continuous positive airway pressure，CPAP）。

【研究背景】

近年来，越来越多的研究表明 OSA 是 "一种未被充分诊断且可改变的高血压病因"。OSA 患者在睡眠时呼吸道反复塌陷，导致间歇性低氧、氧化应激增加以及交感神经和肾素 – 血管紧张素 – 醛固酮系统激活，进而导致血压骤升。目前的指南建议对高血压患者进行 OSA 筛查和治疗，CPAP 被认为是一线治疗方法。尽管 CPAP 有效，但许多患者拒绝使用 CPAP 或发现难以坚持治疗。MAD 是一种口腔矫治器，在睡眠期间通过将下颌向前推进 5 ～ 10mm 起作用，为 OSA 患者提供了另一种选择，已被证实可以改善患者白天嗜睡情况和生活质量，比 CPAP 更容易被接受和耐受。但 MAD 早期相关研究规模小，随访时间短，纳入高血压和非高血压人群，且没有以降压作为主要终点。

【研究目的】

CRESCENT 试验是一项由研究者发起的随机非劣效性试验（预先指定非劣效性降压差异阈值为 1.5mmHg），旨在比较 MAD 和 CPAP 治疗在中重度 OSA 合并高血压患者中的降压效果差异。

【研究方法】

从 2019 年 10 月 1 日至 2022 年 12 月 5 日，CRESCENT 研究在新加坡 3 家公立医院招募了 321 例年龄超过 40 岁，合并至少一个心血管高危因素的华人高血压患者进行多导睡眠监测。最终纳入 220 例中至重度 OSA 患者［定义为呼吸暂停低通气指数（AHI）≥ 15 次 / 小时］被随机分配到 MAD 或 CPAP 治疗组。

主要终点：基线和 6 个月随访时 24 小时平均动脉血压的差异。

次要终点：24 小时、清醒和睡眠时的收缩压和舒张压；脉压；夜间血压下降（睡眠时收缩压下降＞10%）率；收缩压分别＜130mmHg 和＜120mmHg 的患者百分比；Epworth 嗜睡量表评分；心血管生物标志物（NT-proBNP、hs-CRP、肌钙蛋白）。

【研究结果】

研究共纳入 220 名受试者，中位年龄为 61 岁，大多数患者（85.5%）为男性，且均为中国人。根据亚洲体重指数标准，44.5%（98/220）的患者超重（BMI 23.0 ～ 27.5kg/m²），49.5%（109/220）的患者肥胖（BMI ＞ 27.5kg/m²）。所有患者均患有原发性高血压，并正在服用一种或多种降压药物，血压控制良好。在 6 个月时，MAD 组 24 小时平均动脉血压较基线降低了 2.5 mmHg（P= 0.003），而 CPAP 组与基线相比无显著统计学差异（P= 0.374）。与 CPAP 组相比，MAD 组 24 小时、清醒和睡眠时的平均血压、收缩压、舒张压、脉压降低幅度均更大。并且除睡眠时脉压差异不显著外（P=0.957），其余结果均具有统计学意义。MAD 降低睡眠血压优势更为显著。MAD 和 CPAP 均显著改善了白天嗜睡，两组间无显著统计学差异（P= 0.384）。

【研究结论】

在伴有中重度 OSA 的高血压患者中，6 个月的 MAD 治疗可降低 24 小时动态平均血压，其降压效果并不劣于 CPAP 治疗。而且与 CPAP 相比，MAD 降低睡眠血压的幅度更大。对于伴有中重度 OSA 的高血压患者，MAD 可以被视为优化血压控制的 CPAP 替代方案。

【讨论】

全球有超过 4 亿人患有中度至重度阻塞性睡眠呼吸暂停（obstructive sleep apnea，OSA），目前尚缺乏针对 OSA 的有效药物治疗，一线治疗方法为 CPAP，但有一部分患者拒绝 CPAP 治疗，或者虽然接受 CPAP，但依从性不高，导致 OSA 患者预后改善不明显。MAD 是指南认可的 OSA 治疗策略之一，本研究通过 24 小时动态血压监测，表明 MAD 在降低 24 小时动态平均血压方面并不逊色于 CPAP，并且明确指出 MAD 能更有效地降低睡眠血压，因此，在无法耐受 CPAP

的患者，可以推荐 MAD 进行替代治疗。期待更多相关临床试验的开展，进一步评估 MAD 对 OSA 患者远期预后的影响，期待 MAD 治疗可以减少 OSA 相关的心脑血管疾病负担。

（唐山市工人医院　高夏青）

（四）2024 ACC DEPOSITION 研究：在心脏手术期间局部使用氨甲环酸未能减少癫痫发作

氨甲环酸（TxA）应用于许多外科手术以防止过度出血，但心脏手术时静脉注射 TxA 往往存在术后癫痫发作的风险。DEPOSITION 研究旨在评估将药物直接用于心脏而不是静脉注射是否有助于减少癫痫发作。在 2024 年 ACC 大会 ACC/JAMA 最新临床试验Ⅳ联合会场上，加拿大安大略省麦克马斯特大学的 Andre Lamy 教授公布了 DEPOSITION 研究的结果，在心脏手术期间局部而非静脉注射 TxA 没有达到减少癫痫发作的主要终点，并且由于出血事件风险增加，试验提前终止。

【研究背景】

心脏外科手术围术期出血与死亡率相关，静脉注射抗纤溶药物 TxA 是减少出血和输血的标准疗法，然而静脉注射 TxA 会增加癫痫发作的风险。麻醉医生通常会减少 TxA 的剂量以防止癫痫发作，但这一举动可能会增加出血风险，同时研究者在各种类型的手术中测试了直接在出血源局部注射 TxA 的方法，其被认为是一种很有前景的替代方案。基于此，对于接受体外循环心脏手术的患者，与常规静脉注射 TxA 相比，心包内局部使用 TxA 是否能在不增加输血的情况下降低院内癫痫发作的风险？

【研究方法】

DEPOSITION 是一项双盲、随机对照临床试验，试验招募了 2019 年 9 月 17 日至 2023 年 11 月 28 日在 6 个国家的 16 家医院接受心肺转流心脏手术的 3224 名患者（平均年龄 66 岁，77.7% 为男性）。

纳入标准：≥ 18 岁，通过体外循环（CPB）和正中胸骨切开术进行心脏外科手术。

排除标准：进行微创手术或非体外循环冠状动脉旁路移植术（CABG），有出血障碍，eGFR < 30ml/min，术前血红蛋白 > 170g/L 或 < 110g/L 或有血小板减少症（< 50 000 个 /μl）等的患者。样本量为 3800 例。

患者在手术过程中被随机分配到接受安慰剂静脉注射、安慰剂外用、TxA 静脉注射及 TxA 外用治疗组。TxA 或安慰剂外用组在鱼精蛋白给药后会局部灌注到心包和纵隔腔中；TxA 或安慰剂静脉注射组在麻醉诱导时进行。剂量范围为 5 ~ 10g，由麻醉师确定静脉给药剂量，由外科医生确定局部给药剂量。

研究主要终点：手术开始至出院或最多 10 天（以先发生者为准）院内癫痫发作。次要终点：手术开始至出院或最多 10 天（以先发生者为准）住院患者接受红细胞输注。三级终点：血制品输注、死亡、心肌梗死和卒中的复合事件、再次手术止血或填塞及 ICU 住院时间。

【研究结果】

在试验终止前，一项预先指定的中期分析显示，35.1% 局部用药和 26.8% 静脉注射 TxA 患者需要输血，局部用药组出血风险增加了 31%。根据临床重要结果，数据安全监察委员会（DSMB）建议提前终止试验，试验于 2023 年 11 月 28 日停止，3800 例患者中共有 3242 例入组，平均年龄 66 岁，两组患者基线特征相似。

主要终点方面，共有 4 例（0.2%）接受局部 TxA 治疗的患者和 11 例（0.7%）接受静脉注射 TxA 患者出现癫痫发作（P=0.07），该试验在减少癫痫发作方面没有达到其主要终点。

次要终点方面，共有 570 例（35.1%）接受局部 TxA 治疗的患者和 433 例（26.8%）接受静脉注射 TxA 患者接受红细胞输注（$P < 0.001$），与静脉注射组相比，局部用药组输注 ≥ 4U 红细胞的绝对风险差为 8.2%（95% CI 3.4 ~ 12.9）。接受局部 TxA 治疗患者的出血风险显著增加，研究者介绍，这种差异可能是由于 TxA 或

许不太容易被局部应用所吸收。

三级终点方面，接受局部 TxA 治疗患者接受血制品输注、再次手术止血、主要不良心血管事件（MACE）的发生风险均高于接受静脉注射 TxA 的患者，两组 ICU 住院时间相似。

尽管该试验没有达到其主要终点，研究结果仍有助于阐明该药物在心脏手术中引起癫痫发作的可能机制。值得注意的是，研究人员观察到，瓣膜手术比旁路手术更常见癫痫发作。另外在一项事后分析中，研究人员分析了所有类型的癫痫发作（而不仅仅是那些被认为与卒中无关的癫痫发作），发现与静脉注射 TxA 相比，局部 TxA 治疗能显著减少癫痫发作（0.2% vs. 0.9%，P=0.02）。

【研究结论】

局部 TxA 治疗未显著降低癫痫发作的风险，但同时增加了输血风险。研究者表示，癫痫的发作机制复杂，必须以新的眼光和新的技术来看待药物，新的药代动力学研究或有助于进一步优化 TxA 的给药时间和给药策略，以实现药物最大效益并将风险降至最低。

（衡水市人民医院　宋俊迎）

（五）2024 ACC IMPROVE–HCM 研究：Ninerafaxstat 治疗症状性非梗阻性肥厚型心肌病安全有效

肥厚型心肌病（HCM）是世界上最常见的遗传性心脏疾病之一，一般人群中患病率为 1/500。HCM 主要治疗目标是改善限制性症状和提高运动能力。对于有症状的非梗阻性 HCM（nHCM）患者，使用 β 受体阻滞剂或钙通道阻滞剂治疗通常无效，并且目前没有针对基础病理机制的药物获批。值得一提的是，多达 40% 的 nHCM 患者发生症状可能显著影响生活质量。HCM 中肌原纤维功能异常，增加了收缩力生成能量成本，导致能量不足，从而加剧微血管缺血导致的心肌厚重部分氧气输送异常。这种异常病理生理状态对 HCM 患者心脏舒张功能产生不利影响，尤其是高度依赖能量的心肌松弛过程。

事实上，左心室舒张主动松弛能力受损是 HCM 患者限制症状和运动能力降低的主要决定因素，在运动期间无法增加每搏输出量。

Ninerafaxstat 是一种新型心脏能量代谢调节剂，旨在恢复心肌能量平衡，其主要作用机制为通过直接竞争性抑制线粒体长链脂肪酸 β-氧化途径中的 3- 酮酰基辅酶 A 硫酯酶（3-KAT），部分抑制脂肪酸氧化。这一策略将心脏能量代谢从依赖游离脂肪酸氧化转向葡萄糖氧化，有效降低每产生 1mol ATP 所需氧气量，进而在氧气供应受限情况下提升心脏效能。在糖尿病性心肌病患者中，通过磁共振光谱（MR 光谱）观察到 Ninerafaxstat 提升了磷酸肌酸与腺苷三磷酸（PCr/ATP）比率，并与左心室舒张功能改善相关。Ninerafaxstat 作为前体药物，其 3 代谢物在预临床动物模型中展示了代谢活性。通过优化心脏的能量效率，Ninerafaxstat 有望通过增强心肌松弛、充盈及运动时的心排血量，改善运动功能。

在 2024 年 ACC 大会 ACC/JAMA 最新揭晓临床试验Ⅳ联合会场上，来自美国马萨诸塞州勒希医疗中心 Martin S. Maron 教授公布了 IMPROVE-HCM 研究结果，Ninerafaxstat 在 nHCM 患者中应用是安全性的，且具有良好的耐受性，并能显著提升基线时受限的 nHCM 患者功能能力并缓解限制性症状。

【研究设计】

IMPROVE-HCM 是一项多中心、随机、安慰剂对照双盲Ⅱ期临床研究，旨在评估 Ninerafaxstat 在治疗症状性 nHCM 患者中的安全性和耐受性，同时初步评估其潜在疗效。研究于 2021 年 6 月 28 日至 2023 年 10 月 20 日在北美和英国 12 个学术中心进行。纳入的患者均确诊为 nHCM，年龄 18 ～ 80 岁，峰值 VO_2 低于年龄和性别预测值的 80%，舒张末期左心室（LV）壁厚度 ≥ 15mm（或 ≥ 13mm 且有 HCM 家族史或病理性肌动蛋白基因突变阳性），左心室流出道压力阶差（LVOTG）峰值 < 30mmHg。患者基线左心室射血分数（LVEF）≥ 50%，能够进行直立跑步机心肺运动测试（CPET），峰值呼吸交换比（RER）≥ 1.05。在 4 周的筛选期后，符合条件的患者被随机

分配接受 Ninerafaxstat 200mg 或安慰剂。在基线和 12 周治疗期后，患者通过堪萨斯城心肌病问卷（KCCQ-23）、CPET、超声心动图、生物标志物和临床评估进行评估。进行为期 2 周的安全随访。

主要安全性与耐受研究终点是评估两治疗组之间治疗相关不良事件（TEAE，包括导致停药和严重不良事件的 AE）的发生率和严重程度。次要目标包括通过对最大和次之运动能力、氧摄取恢复动力学、左心室舒张功能、左心室收缩功能、症状和患者报告的健康状态（KCCQ）及生物标志物的影响来评估疗效。探索性目标评估了一系列探索性终点，包括进一步评估运动反应、体重 / 体重指数和生物标志物。CPET 和超声心动图数据由中心核心实验室（CPET 为 Mass General，超声为耶鲁）进行分析，对治疗分配保持盲态。

【研究结果】

67 例患者随机纳入 Ninerafaxstat 组（$n=34$）与安慰剂组（$n=33$），平均年龄为 57 岁，55% 为女性，83.6% 为白种人，6% 为黑种人，LV 最大壁厚 18.8mm，LVEF 65.4%；59% 为 NYHA Ⅱ 级，35% 为 NYHA Ⅲ 级，峰值 VO_2 的运动能力为 19.2ml/（kg·min），为预测值的 60.5%。两组患者基线特征无显著性差异。

主要安全性与耐受性终点分析发现，Ninerafaxstat 组 11.8% 患者［4 名患有憩室炎、肾盂肾炎、冠状动脉旁路移植手术（CABG）、新型冠状病毒感染］和安慰剂组 6.1% 患者（2 名患有感染性休克和急性缺氧）在治疗中出现的 TEAE 的主要终点。Ninerafaxstat 治疗组 24 例患者（71%）和安慰剂组 20 例患者（61%）经历 ≥ 1 次 TEAE。治疗至第 12 周，两组 LVEF、血压或心率变化组间没有显著差异。

分析心力衰竭症状改善发现，Ninerafaxstat 组患者 KCCQ-CSS（心脏病患者健康状况问卷 – 临床评分）从（67±23）分变为（72±20）分；安慰剂组患者从（73±22）分变为（74±23）分，两组之间的非显著最小二乘（LS）平均差异为 3.1（$P=0.2$）。

对心肺运动影响的分析发现，Ninerafaxstat 组 VE/VCO_2 值从

31.2±4.3 减少至 30.9±3.7，心肺运动功能得到改善，而在安慰剂组则从 32.7±5.1 增至 34.3±5.7，两组之间的 LS 平均差异为 –2.1（95% CI –3.5～0.6；P=0.005）。

在 35 例因心力衰竭症状深受限制的 HCM 患者中进行事后分析发现，Ninerafaxstat 治疗组患者 KCCQ-CCS 从（52±16）分增至（64±18）分，安慰剂组患者从（59±19）分增至（61±23）分，两组之间变化的 LS 平均差异为 9.3 分（95% CI 0.2～18.5；P=0.04）；Ninerafaxstat 组患者左心房大小从（4.1±0.5）cm 减少到（4.0±0.6）cm，而安慰剂组患者从（4.1±0.8）cm 增加到（4.3±0.7）cm，两组间具有显著性差异（组间 LS 平均差异为 –0.2；95% CI –0.3～0.1；P=0.01）。

【研究结论】

该项 Ⅱ 期研究证实 Ninerafaxstat 在 nHCM 患者中应用是安全的，且耐受性良好，能显著减轻症状负担和提高运动能力。对于基线时功能受限的 nHCM 患者，Ninerafaxstat 显著缓解了限制性症状，并在 KCCQ-CCS 评分上显示出积极变化。这些研究成果将 Ninerafaxstat 推进到针对有症状 nHCM 患者的更大规模 3 期研究提供支持，3 期研究旨在探索针对心脏能量优化的靶向治疗是否能满足 nHCM 中关键未满之需。

（衡水市人民医院　宋俊迎

首都医科大学附属北京安贞医院

张新勇　张慧敏　武文峰）

（六）2024 ACC IVUS-DCB 试验：IVUS 指导药物球囊血管成形术治疗股腘动脉疾病比血管造影指导更有优势

2024 年 4 月 8 日，在美国心脏病学年会上，来自韩国首尔 Severance 心血管医院的 Young-Guk Ko 教授公布了 IVUS-DCB 研究结果：对于需要进行血管成形术的股腘动脉疾病患者，IVUS 指导组 12

个月时的血管通畅率显著高于血管造影指导组。

【研究背景】

药物涂层球囊（DCB）在股腘动脉疾病的治疗中显示出良好疗效。但在治疗过程中可能遇到血管后坐力、残留狭窄及动脉夹层等问题。血管内超声（IVUS）能提供血管尺寸和斑块特性的详细信息，在血管相关介入治疗过程中，不失为一种很好的术前和术后评估手段。但在股腘动脉疾病治疗过程中，关于使用 IVUS 指导能否改善 DCB 预后的数据有限。IVUS-DCB 旨在比较 IVUS 和血管造影指导下使用 DCB 行血管成形术治疗腘动脉疾病的临床疗效。

【研究方案】

IVUS-DCB 是一项前瞻性、多中心、随机对照试验，在韩国共纳入 237 例有症状的腘动脉疾病患者，以 1 : 1 的比例随机分配至 IVUS+ 血管造影指导组（n=119）和单纯血管造影指导组（n=118）。主要终点为 12 个月时的血管通畅率。

【研究结果】

两组患者基线特征匹配良好，实时手术结果显示，与单纯血管造影指导组相比，IVUS 指导组在技术成功率、手术成功率和术后踝肱指数（ABI）方面表现更佳。IVUS 指导组 12 个月时的血管通畅率显著高于血管造影指导组（83.8% vs. 70.1%；$P=0.01$）。IVUS 指导组在免于临床因素所致的靶病变血运重建（92.4% vs. 83.0%，$P=0.03$）和持续临床症状改善（89.1% vs. 76.3%，$P=0.02$）方面均显著优于血管造影指导组。与单纯血管造影组相比，IVUS 组在 DCB 应用前使用更大的预扩张球囊直径和更高预扩压，在 DCB 释放后使用更高的后扩压。

【研究结论】

与血管造影指导组相比，IVUS 引导显著提高了 DCB 治疗腘动脉疾病的临床效果，尤其在 12 个月时的血管通畅率、免于临床因素所致的靶病变血运重建和持续临床症状改善方面。IVUS 引导下的血管成形术较单纯血管造影引导下的血管成形术治疗外周动脉疾病更具优势。

【讨论】

IVUS 在测量血管直径和病变长度方面比血管造影更准确。它可以帮助术者获得更准确的血管直径，以便于制订更加精确的介入治疗策略。本研究中，基于 IVUS 评估的优化操作，可能使术后血管直径增加，并能更好地维持靶血管通畅。该研究中处理的股腘动脉病变大部分是复杂和弥漫病变，目前尚不清楚在简单短病变中，IVUS 引导下操作是否同样获益。此外，该研究只适用于股腘动脉 DCB 置入术，在其他外周动脉病变行支架置入术时，IVUS 引导是否同样获益，还需要进一步的研究来阐明。

（唐山市工人医院　高夏青

首都医科大学附属北京安贞医院

金彦彦　周　璨　屈　超）

（七）2024 ACC PROACT 研究：在乳腺癌和淋巴瘤患者中依那普利未能预防蒽环类药物心脏毒性

蒽环类药物广泛应用于癌症治疗，其显著的副作用是心脏毒性，且具有剂量依赖性。蒽环类药物可对心脏细胞造成不可逆的损伤，并最终影响心脏功能导致心力衰竭。预防蒽环类药物心脏毒性是减少癌症治疗幸存者终身影响的关键。在 2024 年 ACC 大会 ACC/JAMA 最新揭晓临床试验 IV 联合会场上，来自英国纽卡斯尔大学的 David Austin 教授公布了依那普利预防蒽环类心脏毒性的 PROACT 3 期研究的最新结果，依那普利并不能改善蒽环类药物引起的心肌损伤及心功能，因此不支持将依那普利纳入这些患者的标准护理预防途径。

【研究设计】

PROACT 是一项前瞻性、多中心、随机对照、开放标签试验，在英国 13 个地点的 111 例接受高剂量蒽环类药物［$\geqslant 300\text{mg/m}^2$ 多柔比性（阿霉素）当量］人群中进行，采用核心实验室盲法终点分析，旨在探讨 ACEI 类药物依那普利能否预防乳腺癌和非霍奇金淋巴瘤患者由化疗引起的心脏毒性。入组的乳腺癌或非霍奇金淋巴瘤成年患者均接受 6 个周期的蒽环类药物化疗，基线肌钙蛋白 T 为阴性。55 例患者被随机分配到标准护理组（对照组），其中 54 例提供主要终点数据（cTnT）并纳入最终分析，50 例患者提供超声心动图（可用的 LVEF $n=48$、可用的 LV GLS $n=41$）。56 例患者随机分配到依那普利组（干预组）（按 10mg 每日 2 次剂量服用依那普利组），其中 54 例提供主要终点数据（cTnT）并纳入最终分析，50 例患者提供超声心动图（可用的 LVEF $n=49$、可用的成对 LV GLS $n=47$）。主要终点是蒽环类药物治疗期间和最后一次治疗后一个月心肌肌钙蛋白 T 升高（以 ≥ 14ng/L 为标准）。次要终点包括肌钙蛋白 I > 26.2mg/L、左心室射血分数（LVEF）较基线绝对下降 > 10% 和左心室整体纵向应变力（LV GLS）较基线相对下降 > 15%。

入选标准：接受 6 个周期蒽环类药物化疗（≥ 300mg/m² 多柔比星当量）的成年患者，EC 90（432mg/m² 多柔比星当量）、FEC 75（360mg/m² 多柔比星当量）、R-CHOP（300mg/m² 多柔比星当量）。

排除标准：基线时心肌损伤、LVEF < 50%、依那普利禁忌证、已接受作用于 RAAS 药物。

【研究结果】

研究受试者主要是英国白种人，平均年龄 58 岁，> 75% 为女性；62% 患有乳腺癌症，38% 患有非霍奇金淋巴瘤，化疗方案均衡，接受化疗剂量为 328mg/m² 多柔比星当量，75% 以上患者将依那普利滴定至 20mg，平均 17.7mg。研究开始时，所有患者的肌钙蛋白结果均为阴性，表明没有基线心脏损伤。符合方案的蒽环类药物计划剂量分别为 540mg/m²（47%）、450mg/m²（15%）和 429mg/m²（38%）多柔比星当量。在研究结束时，肌钙蛋白 T 升高（研究的主要终点）的患者比例在组间没有显著差异，约

77.8% 接受依那普利治疗的患者和 83.3% 接受标准治疗的患者出现肌钙蛋白 T 升高。

两组之间的肌钙蛋白 I（另一种类型的肌钙蛋白）也没有显著差异。然而，与肌钙蛋白 T 检测呈阳性的比例相比，这两组患者肌钙蛋白 I 检测呈阳性（接受依那普利治疗的患者为 47%，接受标准护理的患者为 45%）的比例要低得多。在超声心动图测量的心脏功能方面，两个研究组在 LVEF 和 LV GLS 方面也相似。

【研究结论】

研究结果表明，在接受大剂量蒽环类药物化疗的患者中，标准治疗加用依那普利并不优于单独使用标准治疗来预防心脏毒性。

（衡水市人民医院　宋俊迎

首都医科大学附属北京安贞医院

祖晓麟　贺晓楠　曾亚平　张　鸥）

（八）2024 ACC：GLP-1 受体激动剂可降低免疫介导的炎症性疾病和 2 型糖尿病的死亡率

与二肽基肽酶 4（DPP-4）抑制剂相比，胰高血糖素样肽 -1 RA（GLP-1 RA）可降低免疫介导的炎症性疾病（IMID）和 2 型糖尿病（T2D）患者的全因死亡率及主要不良心血管事件（MACE）的风险。

【研究背景】

GLP-1 RA 虽可降低糖尿病患者的全因死亡率、心血管死亡率和卒中风险。但之前的相关试验排除了 IMID 患者，因而导致不能全面了解 GLP-1 RA 在该人群中的心脏保护作用。在这一背景下，研究人员设计了一项基于人群的队列研究，用以评估 IMID 患者从 GLP-1 RA 中的获益是否优于 DPP-4 抑制剂。

【研究方法】

使用了来自加拿大不列颠哥伦比亚省的行政健康数据，共纳入 10 855 名 IMID（类风湿关节炎、银屑病、强直性脊柱炎、炎性肠病或全身性自身免疫性风湿病）和 T2D 患者，使用 GLP-1 RA 的患者为 3570 例，使用 DPP-4 抑制剂的患者为 7285 例。GLP-1 RA 和 DPP-4 抑制剂队列的平均随访时间分别为 1.46 年和 1.88 年。

主要终点：全因死亡率。次要终点：MACE，包括心血管死亡、心肌梗死和缺血性卒中。

【研究结果】

与使用 DPP-4 抑制剂相比，使用 GLP-1 RA 的患者全因死亡风险降低了 52%［加权风险比（HR）0.48；95% CI 0.31 ～ 0.75］。此外，与 DPP-4 抑制剂组相比，GLP-1 RA 组的患者发生 MACE 的风险显著降低（加权 HR 0.66；95% CI 0.50 ～ 0.88），尤其是心肌梗死（加权 HR 0.62；95% CI 0.40 ～ 0.96）。

在类风湿关节炎和 2 型糖尿病患者亚组中，与使用 DPP-4 抑制剂的患者相比，使用 GLP-1 RA 的患者全因死亡率降低了 55%，MACE 风险降低了 61%。

这一结果表明，应用 GLP-1 RA 每 1000 人年可减少 9 例死亡和 11 例 MACE，支持了这一药物在高危人群中具有心脏保护作用的假设。

这项研究由加拿大哥伦比亚大学医学系风湿病科医学博士 Derin Karacabeyli 领导，研究结果已于 2024 年 8 月 8 日在线发表在 *PLoS One* 上。

【研究的局限性】

该研究对行政健康数据的依赖可能导致对合并症，特别是肥胖病例的信息不完善及平均随访期相对较短，因此会限制研究结果的长期适用性。

目前，根据国际疾病分类编码，尚无法完全确定 IMID 和 T2D 病例定义的准确性。本研究得到了加拿大卫生研究院的资助。

（首都医科大学附属北京安贞医院　李艳芳

北京清华长庚医院　张　萍　薛亚军　周博达）

（九）2024 ACC 临床研究：如何提高社会经济地位较低患者的心脏康复依从性

2024 ACC 上，来自美国德克萨斯大学医学分校的 Diann Gaalema 教授公布了有关提高社会经济地位较低的患者心脏康复参与率研究的主要结果——低社会经济地位患者发生心脏病事件风险更高。人为干预措施可以显著提高低社会经济地位患者心脏康复的完成率。

【研究背景】

心血管疾病是全球人口的主要死因和致残的主要原因，心脏康复（cardiac rehabilitation，CR）是为心血管疾病患者在急性期、稳定期，以及整个生命过程中提供生理 - 心理 - 社会医学干预的综合性医疗措施，包括医学评估、药物治疗、运动处方、均衡营养、精神心理干预、心血管危险因素控制、健康教育、生活方式指导等，可降低心血管风险，提高患者生命质量和改善预后。然而，社会经济地位较低的患者心脏康复的参与率低，且该人群发生心脏病事件后的再住院率和其他心血管疾病发病率明显更高。尽管人们一致认为需要提高该人群的心脏康复参与率，但有关提高低经济地位患者心脏康复参与率的干预措施的相关报道较少。

【研究目的】

探究人为干预措施对提高低社会经济地位患者参与心脏康复的效果。

【研究方法】

本研究是一项随机对照研究，将最终符合研究标准的 209 例患者以 2∶3∶3∶3 的比例分配至普通组、病例管理组、财务激励组、双重干预组，并按年龄及吸烟情况分层。普通组：不进行任何干预。病例管理组：简短的医院访问，需求评估和初始目标设定，每周病人登记，目标设定，个案管理师可通过电话协助紧急需求。财务激励组：完成心脏康复获得奖励，初始奖励 20 美元，每完成心脏康复一次增加 2 美元（最高 40 美元），对无故缺勤的进度进行奖励重设。双重干预组：同时包括病例管理组措施及财务激励措施。纳入标准：符合心脏康复治疗标准的低社会经济地位患者。主要终点事件：完成全部 36 次心脏康复治疗。

【研究结果】

本研究共纳入 209 例符合条件受试者，最终共有 192 例患者完成本研究。所有参与者均是心血管疾病高危人群，其中 35% 受试者为女性，44% 受试者在住院时仍吸烟，26% 受试者受教育程度低于高中，所有受试者的平均年龄为 57.7 岁，并且 62.5% 的受试者并不是首次发生心血管事件。

随访期间，两种干预措施均显著提高了受试者完成完整心脏康复治疗比例，两种干预措施联合使用能较好督促受试者完成完整心脏康复治疗。普通组、病例管理组、财务激励组和双重干预组受试者最终完成百分比（11% vs. 25% vs. 42% vs. 62%，$P < 0.05$）。参与者对干预措施的接受程度良好，在接受财务激励措施的受试者中，有 77% 获得了奖励，93% 被分配到病例管理组的受试者完成了问卷调查，两种干预措施均使用的受试者无论是完成问卷调查，完成每周病例登记，获得财务奖励的比例均高于单一干预组，受试者平均获得 670 美元。

因此，本研究得出结论：低社会经济地位患者发生心脏病事件风险更高。两种干预措施（尤其是联合干预）均可以显著提高低社会经济地位患者心脏康复的完成率。但仍需要更大规模的试验来检验该研究结局的准确性。

【评论】

对于心脏相关慢性疾病患者的长期连续治疗而言，积极预防继发性事件、促进心血管疾病康复、改善机体功能和生活质量至关重要。既往研究证实，心脏康复对心血管疾病患者的预后具有显著改善作用。相较于未参与心脏康复的患者，参与心脏康复的患者全因死亡率降低了 53%，与心脏相关的死亡率亦下降了 57%。此外，参与心脏康复的患者每年可降低 20% ～ 30% 与急性心肌梗死后相关的再住院率。

目前，我国心脏康复仍处于初级发展阶段，全国范围内仅有约500 家心脏康复中心，且成熟的心脏康复治疗团队数量相对不足。更令人担忧的是，仅有极少数患者了解并知道心脏康复的重要性，参与心脏康复治疗的患者比例远低于西方国家。在心脏康复的治疗过程中，我国结合中医与西医的理念，形成了具有中国特色的心脏康复治疗体系。心脏康复在心血管疾病管理中占据至关重要的地位，是二级预防的核心环节。然而，要使更多的心血管疾病患者参与并持续坚持心脏康复，需要政策的引导和绩效的激励。同时，也需要我们运用创新的思维和先进的技术手段，不断拓展心血管康复服务的可及性。

（首都医科大学附属北京安贞医院

蒋志丽　王　梅　李　响）

2024 ESC 概况和五大临床试验

首都医科大学附属北京安贞医院　李艳芳　高　海

2024 欧洲心脏病学会（ESC）大会于 2024 年 8 月 30 日至 9 月 2 日在英国伦敦召开。本届大会的主题是个性化的心血管治疗（personalising cardiovascular care），目的在于通过探讨疾病发展的不同阶段，包括风险评估、预防措施和精准治疗，从一体化转向个性化，进而全面改善患者的临床预后。为期 4 天的会议将公布最新的四项临床实践指南：① 2024 ESC 高血压和高血压管理指南；② ESC 慢性冠状动脉综合征管理指南；③ 2024 ESC 心房颤动管理指南；④ ESC 外周动脉和主动脉疾病管理指南。会议设置了 26 场最新揭晓试验（Late-Breaking Science）发布会（共 163 项研究）、12 场热线（HOTLINE）会议（37 项研究）。下面将重点介绍其中的五项临床试验。

（1）RESHAPE HF2 试验：心脏病学研究存在诸多奥秘，既往公布的功能性二尖瓣反流（FMR）经导管边缘到边缘修复（TEER）试验存在不同的结局，在 COAPT 试验中效果很好，但在 MITRA-FR 试验中却失败了。究其原因，可能源自入选患者的检测结果存在差异，因为这种研究很大程度上依赖于超声心动图的精确测量，而在对反流性病变进行分级时，超声心动图测得的结果并不精确。有专家指出，资助者与试验结果之间存在有趣的关联，有些由行业资助的研究结果可能是阳性；但由政府资助的研究结果却可能是阴性。

RESHAPE-HF2 是一项前瞻性、随机、多中心临床研究，旨在为 MitraClip 在 HF 和 FMR 患者应用的安全性和有效性提供充分的临床证据，并将 TEER 的应用范围扩展到中、重度 FMR 群体中。

RESHAPE-HF 试验是决胜成败的关键性研究，设计者将存在

FMR 和左心室功能障碍的患者随机分配到 TEER 或药物治疗组。RESHAPE-HF 试验的入组患者在年龄、合并症、心脏再同步治疗的使用和左心室射血分数（LVEF）等方面与其他试验中的患者完全匹配。但参加 RESHAPE-HF 的患者与 COAPT 和 MITRA-FR 中入选的患者相比、FMR 的程度并不严重。RESHAPE-HF 患者的平均 B 型利钠肽数值较低，肾功能略好，MR 较轻，平均的二尖瓣反流口位置较低，而且在 RESHAPE-HF 试验中，使用指南指导的药物治疗也更加规范。

RESHAPE-HF 试验已经招募第三批患者。参试者大多患有中度至重度 FMR，而不完全是 COAPT 试验中入选的重度 FMR，并且左心室扩张的严重程度低于 MITRA-FR 的入选者。

RESHAPE-HF 试验有三个主要终点：第一，因心力衰竭而住院的总人数和心血管死亡率（类似于 COAPT 和 MITRA-FR）；第二，24 个月内总的心力衰竭住院率（包括首次住院和再住院）；第三，堪萨斯城心肌病问卷总评分从基线到 12 个月的变化。

专家认定为这种评估方法可能存在不妥。首先是致盲问题，TEER 不可能采用盲法手术，因为该种瓣膜病变在任何心脏成像上都会清晰可见。虽然心力衰竭是否住院需要经过临床医生的判断，但这一环节可能会出现偏差。第三个终点更容易产生偏差，因为它是采用非盲法试验评估患者的生活质量。另一个问题是统计评估方法。研究者使用的是保留统计阈值的分层方法。但当存在两个软终点时，结果逆转的可能性很大，主要终点应该是心血管死亡。

研究结论：对于已接受指南推荐的标准药物治疗、患有中重度及以上伴有心力衰竭的 FMR 患者，与单纯药物治疗相比，增加经皮二尖瓣修复术治疗可降低 24 个月内心血管死亡或心力衰竭再住院的复合结局的发生率以及 24 个月内因心力衰竭再住院率，并增加 12 个月 KCCQ-OS 评分。

（2）MATTERHORN 试验：在德国科隆进行的单中心 MAT-TERHORN 试验共纳入 210 名患者，比较了 FMR、左心室收缩功能障碍和纽约心脏协会Ⅱ～Ⅳ级心力衰竭经皮边缘到边缘修复二尖瓣与外科手术修复二尖瓣的结局。近年来，MitraClip 经皮二尖瓣修复术（PMVR）已成为这类患者的重要治疗选择，已在欧洲得到广泛应用。

中重度 MR 与心力衰竭发生率、住院率及远期预后恶化密切相关。继发性二尖瓣反流（SMR）占 MR 中的绝大多数，其治疗策略包括指南指导下的药物治疗（包括左心室再同步化治疗）、介入性导管二尖瓣修复（TEER）及外科手术治疗。MATTERHORN 研究是评估晚期 FMR 患者的治疗策略，适用于中重度 MR、尤其是左心室功能减退的高手术风险患者。主要终点为干预后 12 个月的死亡、心力衰竭再住院、再次干预（再次手术或再次干预）、辅助装置置入和卒中（以先发生者为准）的复合终点。次要终点是干预后 12 个月内 3 级或 4 级 MR 复发；从基线到干预后 12 个月的 6 分钟步行距离的变化；NYHA 功能从基线到干预后 12 个月的变化；明尼苏达州心功能不全生命质量量表（MLHFQ）评分从基线到干预后 12 个月的变化；通过超声心动图评估左心室重塑；血清 BNP 从基线到干预后 12 个月的变化和住院时间。研究结果表明，在符合标准、适合进行单独二尖瓣手术的心力衰竭和 SMR 患者中，TEER 在术后 1 年内的死亡、因心力衰竭住院、再次干预、辅助装置置入或卒中等复合终点事件方面并不劣于外科手术。

（3）TIGHT-K 试验：该试验研究了心脏手术后减少心房颤动（AF）发生率的治疗方案。过去的 30 多年，手术医生几乎尝试了每一种预防心脏手术后发生心房颤动的策略，但都没有奏效。甚至有专家认为，避免心脏手术后发生心房颤动的唯一方法是避免手术。来自德国的研究者在本届大会上报告了 TIGHT-K 非劣效性试验的结果。该试验测试了心脏手术后不同水平血钾的临床效果。因钾离子具有电生理作用，低钾与心律失常有关，医生应在心脏手术后将钾离子水平保持在较高正常范围内，以减少心房颤动的发生，因此，这项研究有重要的临床意义。TIGHT-K 试验的设计者将 1690 名来自英国和德国的入选患者随机分为两组，第一组将钾水平保持在正常范围内（高于 3.6mmol/L），第二组积极补钾，保持血钾水平＞4.5mmol/L。所有患者均佩戴动态心律监测仪。根据在伦敦 2024 年 ESC 大会上提交并同时发表在《美国医学会杂志》上的 TIGHT-K 研究结果，宽松对钾水平的控制，钾水平保持在正常范围内（高于 3.6mmol/L）、在钾水平变得病理性低水平时才给予补充，在预防心脏手术后心房颤动（AF）方面与严格控制钾、保持血钾水平＞4.5mmol/L 水平同样有效。

在冠状动脉旁路移植术后的前 120 小时或出院前（以先发生者为准），临床检测和心电图证实的新发 AF 的主要终点在严格血钾控制组占 26.2%（n=219），在宽松血钾控制组占 27.8%（n=231），两组在心脏手术后发作至少一次 AF 的发生率、住院死亡率或住院时间方面没有差异。在宽松组的人群中，每个患者购买和服用钾的成本明显低于严格控制组。

研究结论：与宽松血钾控制相比，严格血钾控制并没有带来任何益处，而且成本更高。因此，根据 TIGHT-K 的研究结果，外科医生可以安全停止在孤立冠状动脉旁路移植术后维持高正常血钾水平的常规做法。

（4）FINARTS-HF 试验：大会公布了新型盐皮质激素受体拮抗剂非奈利酮（finerenone）的随机对照试验结果。非奈利酮是一种新型盐皮质激素受体拮抗剂，没有类固醇的副作用，而且升高血钾的作用较小。在先前的两项 3 期安慰剂对照试验（FIDELIO-DKD 和 FIGARO-DKD）中，该药在慢性肾病和糖尿病患者中减少了硬终点事件的发生率。因此，美国食品药品监督管理局于 2021 年 7 月批准了非奈利酮的上市。

在心力衰竭和 LVEF＞40% 的患者中进行的 FINARTS-HF 试验终点结果为阳性。该试验的平均左心室射血分数为 53%，与其他保留射血分数的心力衰竭试验相似。总的样本量已增加到 6000 例参试者，结果表明，药物试验组的事件发生率显著少于预期。为 HFpEF 患者寻找突破性的药物选择实属不易，因此，在这一患者群体中取得任何阳性结果都值得人们关注，尤其是 FINARTS-HF 的参试者在试验开始时已经服用过大量药物的情况下。研究者将在本报告之后对使用非奈利酮的多项试验进行荟萃分析。FINARTS-HF 试验结果表明，非奈利酮可显著减少左心室射血分数（LVEF）中度减低和射血分数保留患者的心血管死亡和复发性心力衰竭。

（5）CABANA 试验：这是首个假手术对照的心房颤动消融研究。在过去的 24 年里，数百万心房颤动患者接受了射频消融治疗，但试验未能表明消融可以减少硬终点事件。在经过严格筛选的心力衰竭患者群体，该手术主要是为了提高患者的生活质量。

既往的试验尚无证据表明，心房颤动射频消融后生活质量的改善与安慰剂效应有抵抗，实际上心房颤动消融的效果优于安慰剂。许多消融后的临床研究将心房颤动的减少与生活质量的改善联系起来。

来自英国的两位研究者将介绍在英国多中心进行的 SHAM-PVI 的试验结果。研究共招募 140 名阵发性或持续性心房颤动的患者，分别进行肺静脉隔离（冷冻球囊消融术）或假手术（如果持续性心房颤动，则进行膈神经起搏和复律）。所有患者均接受置入式环路记录仪，该记录仪将提供 6 个月时心房颤动负荷的主要终点。次要终点包括有症状和无症状心房颤动的持续时间、房性快速心律失常的总发作次数和患者报告的检测指标。专家预计射频消融组的心房颤动负担会明显减轻，但需要回答的重要问题是减少心房颤动负担是否会带来更好的生活质量。目前，还有许多心房颤动消融的对照试验正在进行中。

CABANA 研究平均随访 48 个月，主要终点为全因死亡、致残性卒中、严重出血或心搏骤停组成的复合终点，次要终点包括全因死亡率、死亡或心血管病住院率、心房颤动无复发、生活质量等。研究结果显示，两组患者的主要终点无统计学差异（8.0% vs. 9.2%，*HR* =0.86，95% *CI* 0.65 ～ 1.15，*P*=0.3）；次要终点方面，导管消融组的全因死亡率或心血管病住院率明显低于药物治疗组（51.7% vs.

58.1%，HR =0.83，95% CI 0.74～0.93，P=0.002），导管消融组的心房颤动复发率也显著降低（HR =0.53，95% CI 0.46～0.61，P < 0.0001），说明导管消融在改善心房颤动预后方面具有优势。

ESC 是国际最高级别的心血管大会之一，本届大会报告中新的临床实践指南、新的研究结果层出不穷，令人耳目一新，这些硕果将对全球的心血管事业起到重要的推动作用。

一、高血压研究进展

（一）2024ESC：欧洲高血压新指南降低了血压的治疗目标

2024 欧洲心脏病学会发布的最新高血压指南出现重大变迁，新的收缩压目标定为 120 ～ 129mmHg，这与之前的两步建议有所不同。

虽然最新指南继续将高血压定义为收缩压 ≥ 140mmHg，舒张压 ≥ 90mmHg，但出现了一个新的类别：血压升高，定义为收缩压为 120 ～ 139mmHg 或舒张压为 70 ～ 89mmHg，并建议对上述血压水平进行心血管风险评估，特别是对血压为 130/80mmHg 的患者。

该指南还引入了新的改善生活方式的建议，以帮助降低血压，包括运动和补充钾。ESC 指南首次提出在某些特殊情况下使用肾脏去神经治疗高血压的建议。

该指南制定小组由爱尔兰戈尔韦大学的 Bill McEvoy 和蒙特利尔麦吉尔大学的医学博士 Rhian Touyz 领导。

新指南提出 3 种血压分类。①非血压升高（< 120/70mmHg）；②血压升高（120 ～ 139mmHg/70 ～ 89mmHg）；③高血压（≥ 140/90mmHg）。

指南强调了诊室外血压测量的重要性，但仍将使用诊室血压测量。

所有高血压患者都可以接受降压治疗，但高血压患者在做出治疗决定之前应接受心血管风险分层的评估。患有中度或重度慢性肾病、已确诊心血管疾病、糖尿病或家族性高胆固醇血症的血压升高患者，以及估计 10 年心血管风险为 10% 或更高的患者，都被认为是心血管疾病风险增加的人群。对于血压至少为 130/80mmHg 的此类患者，经过 3 个月的生活方式干预后，建议进行药物治疗。

专家们认为，这种新的高血压分类，不会让人们在一夜之间从正常血压变为高血压，因为这是一个稳定的变化梯度，不同亚组的患者，比如心血管疾病风险较高的患者，可以在血压达到传统的高血压阈值之前从强化治疗中受益。

指南提出了较低的目标血压，这一变化是基于新的临床试验数据。这些数据证实，较低的血压会导致较低的心血管事件发生率，因此大多数接受抗高血压药物患者新的收缩压目标为120～129mmHg。这一收缩压目标与之前的欧洲指南相比发生了重大变化，欧洲指南通常建议将患者治疗目标定为＜140/90mmHg 的目标，只有在达到该目标后，才将其降至130/80mmHg(两步法)以下。

然而，这一建议有几个值得注意的地方，对于有症状的直立性低血压，85 岁及以上的高龄老年人，以及中、重度虚弱或预期寿命有限的人，可以考虑放宽目标血压。

美国心脏病学会高血压写作小组主席、西雅图华盛顿大学医学博士 Eugene Yang 认为，新版的欧洲高血压指南更符合美国的指南。欧洲版指南深思熟虑地使用了最新的研究数据，简化了对特定低血压目标的建议。目前，欧洲和美国的高血压指南更趋一致，这有利于减少混乱、在全世界建立共识。这两部指南都建议大多数人的血压目标要低于 130/80mmHg。

欧洲人目前已接受了这一较为激进的血压目标。有更多的研究结果显示，较低的血压水平确实会导致心血管事件的减少。上一版欧洲高血压指南发布时，只有 SPRINT 试验的结果，现在又有几项新的研究显示了与 SPRINT 类似的结果。

指南新增了每周 75 分钟高强度有氧运动的建议，作为之前每周至少 2.5 小时中等强度有氧锻炼建议的替代方案。这应该辅以低强度或中等强度的动态或等长阻力训练，每周进行 2 ～ 3 次。

指南还建议患有高血压、但没有中或晚期慢性肾病的人通过盐替代品或富含水果和蔬菜的饮食增加钾的摄入量。

该指南首次将去肾神经治疗高血压的选择纳入其中，用于尽管有 3 种药物组合但仍无法控制的顽固性高血压患者。然而，由于肾脏去神经治疗缺乏对心血管结局有益的证据，因此不建议将去肾神经作为一线治疗，也不建议肾功能严重受损或继发高血压的患者采用这一措施。

专家们一致赞成在新指南中纳入虚弱评估，并为健康状况不佳和 85 岁以上的人群设定一个不太激进的血压目标，

美国的高血压指南没有年龄界限，所有人的目标都低于130/80mmHg，但需要对住院患者进行临床评估。指南提出可以对收缩压在 130 ～ 139mmHg 的患者根据具体病情进行降压治疗，这与美国的高血压指南相一致。

这部来自欧洲的高血压指南是否适用于中国，有待中国的专家评判。

（首都医科大学附属北京安贞医院　李艳芳）

（二）2024 ESC：新型低剂量三联单片复方制剂在两项国际试验中显示出疗效和耐受性

在 2024 年 ESC 大会上的一次热线会议上，两项试验表明，一种低剂量单片复方制剂在降低血压（BP）方面是有效的。

"全球范围内，大多数接受高血压治疗的人没有实现足够的控制，主要是因为继续使用包括单一疗法在内的低效治疗方案。不同低剂量药物的单片复方制剂有望通过增加效益、快速作用和降低不良事件风险来改善高血压管理。我们开发了一种三联单片复方制剂GMRx2，并在安慰剂对照试验中对整个产品进行了评估，以及在与3 种不同双重疗法的试验中分别评估了每个成分。我们对观察到的临床意义的血压改善感到鼓舞"，乔治健康研究所的主要研究员，澳大利亚新南威尔士大学的 Anthony Rodgers 教授解释说。

GMRx2 包含替米沙坦、氨氯地平和吲达帕胺，有 3 种剂量强度：三联四分之一剂量（分别为 10mg、1.25mg 和 0.625mg）、三联半剂量

（分别为 20mg、2.5mg 和 1.25mg）或三联标准剂量（分别为 40mg、5mg 和 2.5mg）。

这项国际安慰剂对照双盲试验调查了 GMRx2 的四分之一剂量和半剂量。试验招募了 295 名接受 0 ~ 1 种降压药物治疗的高血压成人。在为期 2 周的安慰剂使用期，停止所有降压药物后，家庭收缩压在 130 ~ 154mmHg 的患者有资格随机分配到 GMRx2 四分之一剂量、GMRx2 半剂量或安慰剂组，比例为 2：2：1。主要疗效结果是从基线到第 4 周家庭收缩压的平均变化，主要安全性结果是因不良事件而停止治疗。

使用期后的平均诊室血压为 138/86mmHg。在第 4 周，与安慰剂相比，GMRx2 四分之一剂量的家庭收缩压差异为 –7.3mmHg ［95% 置信区间（CI）–10.8 ~ –4.5］，GMRx2 半剂量为 –8.2mmHg（–11.3 ~ –5.2）。安慰剂组有 37% 的参与者实现了诊室血压控制（＜ 140/90mmHg），而 GMRx2 四分之一剂量和半剂量组分别有 65% 和 70% 的参与者实现了血压控制（两种剂量与安慰剂相比 P ＜ 0.001）。因不良事件而停止治疗的参与者在安慰剂组中占 1.6%，在 GMRx2 四分之一剂量和半剂量组中分别为 0 和 5.1%。

这项活性对照双盲试验调查了 GMRx2 与其成分的双重组合，参与者来自澳大利亚、捷克、新西兰、波兰、斯里兰卡、英国和美国。试验招募了 1385 名接受 0 ~ 3 种降压药物治疗的高血压成人，筛选时的收缩压为 140 ~ 179mmHg（未服药）至 110 ~ 150mmHg（服药 3 种）。在为期 4 周的灵活使用期，现有药物转换为 GMRx2 半剂量。然后参与者以 2：1：1：1 的比例随机分配到继续 GMRx2 半剂量或每种可能的双重成分组合的半剂量（替米沙坦 20mg/ 氨氯地平 2.5mg，替米沙坦 20mg/ 吲达帕胺 1.25mg 或氨氯地平 2.5mg/ 吲达帕胺 1.25mg）。在第 6 周，除非有临床禁忌证，否则所有组的剂量加倍。主要疗效结果是从基线到第 12 周家庭收缩压的平均变化。

筛选时的平均诊室血压为 142/85mmHg，导入期后为 133/

81mmHg。在第 12 周，与每种双重组合相比，GMRx2 的家庭血压更低：与替米沙坦 – 吲达帕胺、替米沙坦 – 氨氯地平和氨氯地平 – 吲达帕胺组相比，降幅分别为 2.5/2.1、5.4/3.4 和 4.4/3.6mmHg（均 $P < 0.0001$）。在第 12 周，诊室血压 < 140/90mmHg 的参与者比例，GMRx2 组为 74%，替米沙坦 – 吲达帕胺组为 61%，替米沙坦 – 氨氯地平组为 61%，氨氯地平 – 吲达帕胺组为 53%（与 GMRx2 相比，所有组 $P \leqslant 0.0001$）。

因不良事件而停止治疗的 GMRx2 参与者占 2.0%，替米沙坦 – 吲达帕胺组、替米沙坦 – 氨氯地平组和氨氯地平 – 吲达帕胺组分别为 1.4%、1.1% 和 1.4%。

"GMRx2 在轻度至中度高血压患者中迅速降低了血压，并且比双重疗法更有效地在广泛的大型高血压人群中降低血压，没有安全问题。单片组合的可用性可能有助于减少当前的治疗惯性，帮助患者在较少的步骤中迅速实现血压控制，从而可能提高依从性。"Rodgers 教授总结道。

（盘锦辽油宝石花医院　陈　佳）

（三）2024 ESC QUADRO 研究：一片含有 4 种降压药的药片比单独服用 3 种降压药更有效

北京时间 8 月 30 日～ 9 月 2 日，2024 年欧洲心脏病学学会年会在英国伦敦现场及全球在线拉开帷幕。在大会热线会议 2 专场上，国际高血压学会（ISH）前主席、意大利比萨大学 Stefano Taddei 教授报告了 QUADRO 临床 3 期研究结果，此研究评估了培哚普利 / 吲达帕胺 / 氨氯地平 / 比索洛尔（P/I/A/B）四联固定剂量复合药物（SPC）在难治性高血压患者中的疗效与安全性。

【研究背景和目的】

近年来，高血压的临床治疗策略持续得到改进与优化。针对那些在接受 3 种药物治疗后血压控制仍不理想的难治性高血压患者，现行指南推荐增加第四种药物，例如盐皮质激素受体拮抗剂（MRA）或 β 受体阻滞剂如比索洛尔。然而，由于耐受性问题，MRA 类药物在临床应用中并不广泛。同时，约 50% 高血压患者因多种原因未能持续规律用药，且随着治疗方案药物种类的增加，患者的服药依从性进一步降低。为了改善患者的治疗依从性，欧洲高血压学会（ESH）建议对于难治性高血压患者，初始治疗即可采用包含 4 种降压药物的联合治疗方案，并推荐使用单片复方制剂（SPC）。为此，研究者开展一项随机、双盲、对照的临床研究，旨在评估新型四联单片复方制剂——培哚普利/吲达帕胺/氨氯地平/比索洛尔在难治性高血压患者中的疗效及安全性。

【研究方法】

QUADRO 研究是一项针对顽固性高血压患者的双盲随机对照试验，研究共收集 183 例患者，分别来自 13 个国家的 49 个中心。患者平均年龄为 57 岁，其中 47% 为女性。在试验开始时，这些患者的平均办公室血压为收缩压 150.3mmHg 和舒张压 90.0mmHg。试验中，患者首先接受为期 8 周的三药组合治疗，包括培哚普利、吲达帕胺和氨氯地平，药物剂量根据患者的耐受性进行调整。8 周后，将血压仍未得到有效控制的患者随机分配至两个组别，一组继续接受原三药组合治疗，另一组则转为服用包含比索洛尔的四合一单片药物组合。两组患者每天服用相同数量的药片，包括两个胶囊和一片药片，治疗期同样为 8 周。试验的主要终点是办公室收缩压的变化，而次要终点则涵盖了 24 小时动态血压监测、办公室舒张压、家庭血压和血压控制等多个方面。

【研究结果】

6.3% 的四合一单片药物组患者实现了血压控制（办公室坐位血压 < 140/90mmHg），而 42.7% 的三药组合治疗的患者实现了血压控制（P=0.001）。动态血压正常化（24 小时内平均血压 < 130/80mmHg）为 51.2%，而四合一单片药物组为 20.7%（P < 0.0001）。60.7% 的患者采用四合一单片药物治疗达到血压正常化（< 135/85mmHg），

而三药组合治疗患者为 25.4%（$P < 0.0001$）。在 8 周治疗后，四合一单片药物组的平均办公室坐位收缩压降低了 20.67mmHg（标准差为 15.37），而三药组合降低了 11.32mmHg（标准差为 14.77）。调整后，四合一单片药物患者在降低血压方面比三药组合更有效，收缩压多降低 8.04mmHg（95% CI –11.99 ～ –4.09；$P < 0.001$）。此外，四合一单片药物组与三药物组在 24 小时动态收缩压和办公室坐位舒张压上也表现出显著优势，分别多降低 7.53mmHg（95% CI –10.95 ～ – 4.11；$P < 0.0001$）和 6.14mmHg（95% CI –9.00 ～ –3.27；$P < 0.0001$）。两组在不良事件方面无明显差异，未见严重不良事件的报道。

【研究结论】

QUADRO 试验证实，无论使用哪种血压测量方法，四合一单片药物组合在降低血压方面优于三药组合。包含比索洛尔的四合一单片药物可能有助于提高患者服药依从性，并对于顽固性或难以治疗的高血压患者群体，此四合一单片药物提供了一种有效的血压控制策略。此发现对于改善患者的治疗依从性和血压控制具有重要意义。

（山西省心血管病医院　郭彦青　杨　凡）

（四）2024 ESC VERONICA–Nigeria 研究：
在非洲提供最佳血压控制

2024 年 8 月 31 日，在 2024 年 ESC 大会上的一次热线会议上，一项最新的研究表明，一种低剂量的单片三联药物治疗方案比标准治疗方案更好地控制了非洲尼日利亚成年人未控制高血压的血压。

【研究背景及目的】

撒哈拉以南非洲的心血管疾病负担正在迅速增加。虽然高血压是主要的驱动因素，但只有很小一部分高血压患者接受了治疗，而且在接受治疗的患者中，存在相当大的治疗惰性，因此接受治疗的高血压患者的血压控制非常不理想。VERONICA– 尼日利亚研究旨在评估患有高血压的非洲黑种人成年人中，基于单片复方制剂三联药物治疗方案与尼日利亚高血压标准治疗方案相比，在治疗高血压方面的有效性和安全性。

【研究方法】

本研究为一项随机、平行组和开放标签试验。参与者是未控制高血压的黑种人非洲成年人［办公室收缩压 140～179mmHg 和（或）舒张压 90～109mmHg］，他们未接受治疗或正在接受降压单药治疗，并认为需要开始或加强降压治疗。排除标准包括继发性高血压、已建立的心血管疾病和未控制的糖尿病。患者按照随机 1：1 分配至基于单片三联药物治疗方案或尼日利亚高血压标准治疗方案。随机分配到单片三联药物的参与者每天接受一次 GMRx2，其中含有替米沙坦、氨氯地平和吲达帕胺三种剂量之一：四分之一标准剂量（分别为 10mg、1.25mg 和 0.625mg），一半标准剂量（20mg，2.5mg 和 1.25mg）或标准剂量（40mg、5mg 和 2.5mg）。在门诊就诊时，剂量依次递增，旨在快速实现持续的血压控制（低于 135/85 mmHg）。如果没有达到目标，可以进一步选择替米沙坦 40 mg 加氨氯地平 5mg 和专家转诊。随机分配到标准治疗组的参与者根据尼日利亚初级保健高血压治疗方案进行治疗，包括每月间隔以下步骤以达到目标血压（小于 140/90mmHg）：氨氯地平 5mg，然后氨氯地平 5mg 和氯沙坦 50mg，然后氨氯地平 10mg 和氯沙坦 100mg，然后氨氯地平 10mg，氯沙坦 100mg 和氢氯噻嗪 25mg，如果目标血压仍未达到，最后转诊给专科医生。主要疗效指标是 6 个月时家庭平均收缩压较基线的变化。主要的安全性结果是在 6 个月的试验期间由于不良事件而停止试验治疗的参与者的百分比。

【研究结果】

总共有 300 名患者被随机（1：1）分配到 GMR2x 三联药物组或标准治疗组。平均年龄 52 岁，女性占 54%。基线时，平均家庭血压为 151/97mmHg，平均临床血压为 156/97mmHg。62% 的参与者未经治疗，38% 的参与者在基线时服用一种降血压药物。6 个月时，三联药物组的平均家庭收缩压降低了 31mmHg（95% *CI* 28 ～ 33），标准治疗组降低了 26mmHg（95% *CI* 22 ～ 28）。调整后的组间差异显著，三联药物组（ － 5.8mmHg；95% *CI* － 3.6 ～ － 8.0；*P* ＜ 0.001）。三联药物组临床血压控制（＜ 140/90mmHg）（82%）优于标准治疗组（72%；*RR* 1.1；95% *CI* 1.0 ～ 1.3）。同样，三联药物组的家庭血压控制（＜ 130/80mmHg）（62%）优于标准护理组（28%；*RR* 2.2；95% *CI* 1.6 ～ 2.9）。没有参与者因不良事件而中断试验治疗。两组严重不良事件发生率均为 1%。

【研究结论】

VERONICA-Nigeria 试验是第一个评估低剂量三联药物组合作为初始或早期治疗的试验，特别是在非洲黑种人患者中。高血压的表现和对某些抗高血压药物的反应可能因种族而异。该研究表明 GMRx2 在尼日利亚患者中的疗效与在更广泛人群中观察到的疗效一致，表现出卓越的效果。与标准治疗方案相比，其疗效甚至优于常规治疗。

（山西省心血管病医院　陈国良　王志鑫）

（五）2024 ESC BedMed 和 BedMed-Frail 研究：夜间和清晨服用降压药在主要心血管事件或安全性方面没有差异

2024 年 8 月 31 日，欧洲心脏病学会（ESC）年会上，研究人员发布了一项备受关注的研究结果。该研究揭示，晚间服用降压药物并未在老年体弱患者中表现出较早上服药的临床优势。这一发现对那些希望通过改变服药时间来优化心血管健康的患者具有重要的参考意义。

此次研究由加拿大埃德蒙顿阿尔伯塔大学的 Scott Garrison 教授及其团队领导，试验包括两个主要项目：针对普通初级保健人群的 BedMed 试验和针对养老院居民的 BedMed-Frail 试验。研究目的是探讨降压药物在早晚不同服药时间对心血管事件的影响，尤其关注主要心血管不良事件（MACE），如心肌梗死、脑卒中及充血性心力衰竭的发生率。

研究背后的假设基于血压的昼夜节律现象。白天，血压通常在清晨达到峰值，而在夜间则降低。既往的研究已表明，夜间高血压与心血管事件的发生有更强的关联，因此许多学者推测，夜间服药可能有助于进一步降低心血管风险。然而，之前的研究结果并不一致，这促使研究人员进行进一步的试验验证。

此次 BedMed 和 BedMed-Frail 研究在多个方面具备创新性。首先，它们是两项针对不同群体的随机开放标签试验，分别选取了普通初级保健人群和体弱老年人群。其次，研究的主要关注点不仅限于心血管事件，还包括安全性、住院率、视觉认知变化等多项次要结局。这种多维度的观察提供了更加全面的分析视角，有助于全面评估服药时间的影响。

【研究设计】

BedMed 试验的对象是普通初级保健患者，研究团队共招募了 3357 名成人，年龄中位数为 67 岁，其中 56% 为女性。参与者被随机分配到早晨服药组或晚间服药组，服用的降压药物均为每日一次。研究的主要结果是 MACE 的发生，包括全因死亡、脑卒中、心肌梗死/急性冠脉综合征或充血性心力衰竭住院。此外，研究还观察了全因住院率、急诊就诊率，以及认知、视觉和骨折等安全性指标。

BedMed-Frail 试验则重点针对养老院居民，研究对象为 776 名体弱老年人，年龄中位数为 88 岁，72% 为女性。与 BedMed 试验类似，参与者被随机分配至睡前服药组或常规早上服药组，并进行了为期约 415 天的随访。研究的次要结局包括皮肤溃疡和认知功能恶化等体弱人群特有的健康风险。

【研究结果】

在 BedMed 试验中，MACE 的发生率在睡前服药组为 9.7%，早上服药组为 10.3%，两组间的差异并无统计学显著性（调整后 *HR* 0.96，95% *CI* 0.77 ~ 1.19，*P*=0.70）。次要结局结果显示，无论是安全性还是全因住院率，两组间也没有显著差异。而在 BedMed-Frail 试验中，体弱老年人群的 MACE 发生率在睡前服药组为 40.6%，常规护理组（早上服药）为 41.9%（调整后 *HR* 0.88，95% *CI* 0.71 ～ 1.11，*P*=0.28）。尽管 MACE 无显著差异，然而在全因计划外住院和急诊就诊方面，睡前服药组的表现优于常规护理组（*HR* 0.74，95% *CI* 0.57 ～ 0.96，*P*=0.02），这提示晚间服药可能有助于减少住院需求。

【研究结论】

该研究表明，无论是普通人群还是体弱的老年患者，早上或晚间服用降压药物在心血管主要不良事件（MACE）方面并无明显差异。Garrison 教授总结道："这项研究打破了时间依赖性假说的迷思，患者应该根据个人生活习惯，选择自己最容易记住的服药时间。"

【研究亮点解读】

（1）研究设计的严谨性与科学性：这两项试验在研究设计上较为严谨，采用了随机、开放标签试验的形式，符合临床试验的"黄金标准"——随机对照试验（RCT）。尤其在 BedMed 和 BedMed-Frail 试验中，研究团队通过大规模人群样本（3357 名成人和 776 名养老院居民）及长时间的随访期（分别为 4.6 年和 415 天），确保了试验结果的稳定性和可信度。

开放标签设计：在此类研究中的应用非常重要。尽管双盲设计是 RCT 的理想模式，但在药物服用时间的研究中，无法避免患者知道自己是早晨还是晚上服药。因此，开放标签设计允许研究人员在不影响随机性和主要结果判断的前提下，确保试验的实施可行性。

次要结局的多样化设置：也是该研究的亮点之一。除了主要心血管不良事件（MACE），研究者还观察了全因死亡、住院率、急诊就诊率、视觉认知变化、骨折及体弱老年人群中特有的风险（如皮肤溃疡、认知恶化等）。这种多维度的次要结局设置确保了研究不仅能够评估服药时间对心血管健康的影响，还能够全面评估药物服用时间对整体健康和安全性的影响。这样的多维指标设计，使得研究不仅在心血管领域具有权威性，还拓展了对老年人群和脆弱人群健康管理的认知。

（2）填补研究空白，解决科学争议：过去关于降压药物服用时间的研究结果往往相互矛盾，无法给出一致的临床指导意见。例如，早期一些研究（如 Hygia 试验）表明，夜间服药可能有助于减少心血管事件的发生，尤其是在与夜间高血压相关的患者群体中。然而，其他试验并未得出类似结论，这导致了在临床实践中，医师和患者难以决定最佳服药时间。

此次 BedMed 和 BedMed-Frail 试验，通过针对不同人群、长期随访的大样本试验设计，成功解决了这一领域的重要争议。尤其是 BedMed-Frail 试验，聚焦于养老院中最脆弱、年龄最大的人群，这些患者往往面临多重合并症和复杂的药物管理挑战，因此对他们的研究结果特别具有参考价值。研究结果显示，无论早上或晚上服药，两者对 MACE 的影响基本相同，排除了夜间优先服药的显著优势。这为过去的研究争议提供了明确的解答，奠定了新的循证医学依据。

（3）个体化用药的临床实用性提升：在循证医学领域中，临床试验的最终目的之一是将研究结果转化为实用的临床指导。这项研究的结论强调，降压药物的服药时间应基于患者的个人习惯和用药依从性，而不是盲目追求早晚的最佳时间。这一结论从现实的临床角度看具有极高的实用价值。

很多患者由于生活习惯、记忆力或生活规律的不同，可能难以保持固定的服药时间。如果强制要求患者在特定时间服药，可能导致用药依从性下降，甚至引发漏服、错服等情况。而该研究指出，早晚服药对心血管结果影响相似，患者可以选择在自己不容易忘记的时间服用药物。这一结论大大提高了药物依从性的灵活性，减轻了患者和医生在选择服药时间上的困扰。

研究结果还为临床医生提供了调整治疗方案的依据。例如，对于住院频率较高或急诊风险较大的老年患者，BedMed-Frail 试验的结果提示，夜间服药可能会减少计划外住院或急诊就诊的需求（*HR* 0.74，*P*=0.02）。这种细微的差异为医生在面对高风险老年患者时提供了个体化调整用药方案的可能性，进一步优化了治疗效果。

（4）为脆弱老年人群提供循证依据：高龄、体弱老年人群通常具有更高的心血管风险和并发症风险，同时还面临认知功能下降、骨折等非心血管相关的健康问题。在这一群体中，药物的潜在副作用更为复杂。因此，BedMed-Frail 试验的另一个亮点是，它不仅观察了心血管事件的发生率，还特别关注了认知功能、视觉变化、皮肤溃疡等体弱老年人常见的并发症。

研究结果显示，晚间服药和早上服药在认知和视觉功能上没有显著差异，这为高龄老年人的药物管理提供了宝贵的安全性数据。同时，研究进一步指出，睡前服药组在住院和急诊方面表现出一定的优势，这在老年人健康管理中具有重要的临床意义。老年人住院和急诊不仅加重了医疗资源的负担，还可能进一步加重患者的健康衰退，因此减少住院率对提高老年人生活质量具有积极影响。

【总结】

通过严谨的设计、多样的次要结局设置，以及针对体弱老年人的细致分析，BedMed 和 BedMed-Frail 试验填补了长期存在的降压药服药时间争议，为临床实践提供了更为明确的指导。其研究结果强调了个体化用药的灵活性，特别是对高龄、体弱老年患者而言，安全性和药物依从性的重要性更为突出。这一研究不仅对降压药物的最佳使用时间提供了科学依据，也在患者用药依从性管理上具有深远的影响。

（解放军总医院第二医学中心　胡亦新）

二、冠心病研究进展

（一）2024 ESC ASSURE DES 研究：非心脏手术前冠状动脉支架患者围术期抗血小板治疗

在 2024 年欧洲心脏病学会（ESC）科学会议上，由 Jung-Min Ahn 教授团队提出 ASSURE DES 研究，并表明在冠状动脉药物洗脱支架（DES）置入 1 年以上接受非心脏手术的患者中，围术期阿司匹林单药抗血小板治疗与未接受抗血小板治疗在缺血或大出血方面没有显著差异。该研究意在为临床决策提供科学依据，以优化此类患者的围术期管理。

【研究背景和目的】

在 DES 置入后，约 20% 的患者会在两年内需要进行非心脏手术（NCS），这使得他们在围术期面临较高的心血管风险，包括血栓形成和出血的双重风险。尽管目前的医疗指南推荐在这类患者进行 NCS 时要继续使用阿司匹林，但能支持这一医疗建议的科学证据不够充分，尤其是当考虑到应用新一代 DES 时，由于新一代 DES 可能具有与旧一代不同的特性和安全性问题，因此，新一代 DES 患者继续使用阿司匹林的策略是否仍然是最佳选择还存在争议。因此，ASSURE DES 试验的目的是评估在 DES 置入至少 1 年后，对于即将接受 NCS 的患者，继续阿司匹林单药治疗与在手术前暂时停用所有抗血小板治疗的策略之间的效果差异。

【研究方法】

这项研究是一项大规模国际多中心随机试验，纳入了至少 12 个月前接受过一次 DES 置入并即将进行选择性 NCS 的患者。研究排除了在 1 个月内有急性冠脉综合征（ACS）、心力衰竭症状、对阿司匹林不耐受、需要抗凝治疗、紧急或心脏手术及极高出血风险手术（例如颅内、脊柱内或视网膜手术）的患者。在治疗方面，所有参与者的抗血小板治疗在手术前 5 天暂停，并建议在手术后 48 小时内恢复（除非存在禁忌证）。

本研究将所有患者随机分为两组，一组继续使用阿司匹林单药治疗，另一组在手术前暂停所有抗血小板治疗。研究的主要终点是手术后 30 天内死亡、心肌梗死（MI）、脑卒中或明确支架血栓形成的复合终点，而次要终点包括主要终点的各个组成部分、冠状动脉再血管化、出血事件及净不良临床事件等。

【研究结果】

本研究共纳入 926 例患者参与研究，平均年龄 68.5 岁，24% 为女性。DES 平均在 NCS 前 6.3 年置入，84% 的患者使用了第二代或更新的支架。39% 的患者继续使用阿司匹林单药治疗，23% 使用 P2Y12 抑制剂单药治疗，34% 使用双重抗血小板治疗（DAPT）。大多数手术风险被分类低至中等风险，其中包括 89% 的心血管不良事件和 88% 的出血事件。30 天时的主要终点：阿司匹林单药治疗组为 0.6%（3 例），无抗血小板治疗组为 0.9%（4 例）（差异为 –0.2%，95% CI –1.3 ～ 0.9，P > 0.99）。在阿司匹林单药治疗组中，有 2 例患者发生了致命的心肌梗死（3 型），1 例发生了心肌梗死（2 型，贫血）。在无抗血小板治疗组中，有 3 例患者发生了心肌梗死（2 例为 1 型心肌梗死并需要进行 PCI，1 例为 2 型心肌梗死伴心力衰竭），另 1 例患者发生了卒中。两组之间的主要出血率相似：阿司匹林单药治疗组为 6.5%，无抗血小板治疗组为 5.2%（P=0.39）。阿司匹林单药治疗组的次要出血更为频繁（14.9% vs. 10.1%；P=0.027）。

【研究结论】

在进行非心脏手术的患者中，如之前置入了心脏支架并且正在服用阿司匹林，继续服用阿司匹林并不会明显减少心脏病发作的风险，但可能会增加轻微出血的风险。由于实际发生的事件比研究者预期的要少，所以此研究还需进一步研究证实。

（山西省心血管病医院　张　伟　吕雅萱）

（二）2024 ESC EARTH-STEMI 研究：老年 STEMI 患者 完全血运重建 vs. 仅罪犯血管血运重建

北京时间 8 月 30 日～9 月 2 日，2024 年欧洲心脏病学科学会议在英国伦敦现场及全球在线拉开帷幕。在大会热线会议 8 专场上，来自意大利 di Ferrara 大学的 Gianluca Campo 教授公布了 EARTH-STEMI 研究结果，结果表明对于老年 STEMI 患者，完全血运重建（即对所有病变血管进行手术）相比仅罪犯血管血运重建，能够更有效地减少缺血事件、心血管死亡或心肌梗死方面的发生率。

【研究背景与目的】

尽管完全血运重建被认为是 ST 段抬高型心肌梗死（STEMI）和多血管病变患者标准的治疗方法，但在老年患者群体中，这种策略的使用并不普遍。这可能是因为老年患者往往伴随更多的合并症和较高的手术风险，使得医生和患者对于采取更积极的治疗策略持谨慎态度。此外，因先前的研究结果均不一致，医学界对于完全血运重建在老年 STEMI 患者中的长期益处和安全性仍存在争议。因此，EARTH-STEMI 试验目的是通过对多个临床试验的数据进行元分析，对于老年 STEMI 患者，施行完全血运重建与仅针对罪犯血管病变的血运重建相比，评估其减少心血管事件方面的效果如何，以及两种策略的安全性是否一致。这项研究旨在为临床医生提供更明确的指导，帮助他们为老年 STEMI 患者制订更合适的治疗计划。

【研究方法】

EARTH-STEMI 研究采用了元分析的方法，系统地检索了数据库，以识别比较完全血运重建与仅针对罪犯血管病变血运重建在心肌梗死（MI）和多支血管病变患者中的随机临床试验。研究团队收集了选定试验中 ≥ 75 岁并伴有 STEMI 患者的个体数据。主要终点是死亡、心肌梗死和缺血驱动的血运重建的复合指标，关键次要终点是心血管死亡和心肌梗死。研究纳入了包括 COMPLETE、FIRE、FULL REVASC、DANAMI-3‑PRIMULTI、COMPARE ACUTE、Hamza 在内的七项试验，这些试验中约有 19% 的患者年龄在 75 岁或以上。在这项元分析中，共包含了 1733 名 75 岁及以上的患者，其中 816 名接受了完全血运重建，917 名接受了仅针对罪犯血管的血运重建。患者的中位年龄为 79 岁，15% 的患者年龄在 85 岁以上，约 1/3 是女性（34%）。随访时间从 6 个月到 6.2 年不等（中位数为 2.5 年），其中 20% 的患者在 4 年时有随访数据。通过这种方法，研究者能够评估两种血运重建策略在老年 STEMI 患者中的有效性和安全性。

【研究结果】

在老年 STEMI 患者中，完全血运重建与仅针对罪犯血管的血运重建相比，在 4 年内显著降低了心血管事件的风险。具体来说，完全血运重建组在 4 年时的主要终点（包括死亡、心肌梗死和缺血驱动的血运重建）发生风险较仅针对罪犯血管血运重建组有显著降低［调整后风险比（aHR）0.78；95% CI 0.63 ～ 0.96；P=0.005］。在最长随访时间点，两组之间的差异没有统计学意义（aHR 0.83；95% CI 0.69 ～ 1.01；P=0.063）。此外，在最长随访期间，完全血运重建组在心血管死亡或心肌梗死方面的风险比仅针对罪犯血管血运重建组降低了 24%（aHR 0.76；95% CI 0.58 ～ 0.99；P=0.046）。两组在全因死亡率、心血管死亡、非心血管死亡、脑卒中、支架血栓形成、重大出血或造影剂相关急性肾损伤等安全终点方面没有显著差异。缺血驱动的血运重建在完全血运重建组中显著减少（HR 0.52；95% CI 0.34 ～ 0.85；P=0.002）。这些结果表明，在老年 STEMI 患者中，完全血运重建在改善预后方面可能比仅针对罪犯血管的血运重建更有效。

【研究结论】

在老年 STEMI 患者中，完全血运重建相较于仅针对罪犯血管的血运重建，在至少前 4 年内能够改善患者的临床结果。这项研究证实了完全血运重建在降低心血管事件风险方面的益处，包括减少心血管死亡或心肌梗死的风险，并在两组之间显示出相似的安全概况。然而，由于缺乏超过 4 年随访的数据，研究者指出需要更多的长期随访数据来进一步评估完全血运重建的长期益处。因此，这项研究强调了在老年 STEMI 患者中应用完全血运重建策略的重要性，并期待未来研究提供更长时间的预后信息。

（山西省心血管病医院　郭彦青　吕雅萱）

（三）2024 ESC INFINITY–SWEDEHEART 研究：经皮冠状动脉介入治疗中新型生物适配器与当代药物洗脱支架的比较

2024 年 9 月 2 日，在 2024 年欧洲心脏病学会（ESC）科学会议热线会议上公布了 INFINITY–SWEDEHEART 试验结果：新型生物适配器在治疗冠心病患者方面效果与当代药物洗脱支架一样好，并显著减少不良事件。

【研究背景与目的】

全世界每年有数百万人接受经皮冠状动脉介入治疗（PCI），药物洗脱支架（DES）是冠状动脉疾病（CAD）治疗的主要手段，可立即提供支架以降低再狭窄的风险。虽然这是一种非常安全的手术，但支架置入与每年复发的不良事件发生率有关。持续减少和稳定这些复发性不良临床事件将为患者的一生带来重大益处。先前的研究表明，与当代 DES 相比，生物适配器具有恢复病变动脉活力的能力，包括维持血流，通过改善脉搏、顺应性、增加血流量和斑块体积稳定和消退来恢复动脉的血流动力学调节。INFINITY–SWEDEHEART 试验旨在评估生物适配器与 DES 相比的安全性和有效性。

【研究方法】

该研究是一项多中心、单盲、基于注册的一项随机临床研究。因慢性冠脉综合征（chronic coronary syndromes，CCS）或急性冠脉综合征（acute coronary syndromes，ACS）行 PCI 的患者按 1 ∶ 1 的比例随机分为两组，分别采用 DynamX 西罗莫司洗脱生物适配器（$n = 1201$）或 Resolute Onyx 佐他莫司洗脱支架（$n = 1198$）。在慢性冠脉综合征和急性冠脉综合征患者中，双重抗血小板治疗分别持续至少 6 个月和 12 个月。

纳入标准：①年龄在 18 ～ 85 岁的患者；②适合接受 PCI 并置入支架的慢性冠脉综合征（CCS）或急性冠脉综合征（ACS）患者；③至少一个靶病变成功预扩张；④可治疗的病变最多为 3 个，包括最多 3 个靶病变，或 2 个靶病变和 1 个无并发症的非靶病变，且在随机化前非靶病变无并发症；⑤靶病变的血管直径和病变长度适合使用研究中的任何一个装置进行置入。主要排除标准：①预期寿命少于 2 年的患者；②在过去 1 年内曾在靶血管接受过 PCI 的患者；③ AMI 伴有 Killip 分级 Ⅲ / Ⅳ；④慢性心力衰竭伴左心室射血分数（LVEF）低于 30%；⑤正在接受肾透析或估算的肾小球滤过率（estimated glomerular filtration rate，eGFR）$< 30ml/（min·1.73m^2）$；⑥左主干动脉内病变；⑦静脉或动脉旁路移植物；⑧支架内再狭窄；⑨慢性完全性闭塞；⑩病变距开口 3mm 以内的。

研究的主要终点是 1 年时靶病变失败率（TLF），定义为心血管死亡、靶血管心肌梗死（TV-MI）和缺血驱动靶病变血运重建（ID-TLR）的综合指标。

【研究结果】

该试验招募了 2400 名患者（年龄在 18 ～ 85 岁），这些患者需要 PCI，之前未接受治疗的 CCS 或 ACS，并成功实现了靶血管预扩张。患者按 1 ∶ 1 的比例随机分配到生物适配器组（1201 例患者，平均年龄 68 岁，女性占比 24%）或 DES 组（1198 例，平均年龄 68 岁，女性占比 24%）。

1 年时，与 DES 组相比，生物适配器组的 TLF 率降低了 18%（2.35% vs. 2.77%），显示出非劣效性（$P < 0.001$），这是由于与 DES 相比，生物适配器的 TV-MI 和缺血驱动的 TLR 率较低。1 年的

结果还表明，与 DES 组相比，生物适配器组的靶血管衰竭（TVF）率降低了 14%（3.03% vs.3.52%）。此外，与 DES 组相比，当生物适配器的作用机制被激活时，6 个月后 TLF（0.2% vs. 1.3%，P=0.003）和 TVF（0.6% vs. 1.8%，P=0.008）事件显著减少和稳定。

【研究结论】

INFINITY-SWEDEHEART 临床研究的结果在更广泛、临床更复杂的患者群体中得到了验证——DynamX 术后不良事件发生率低。术后 6 ～ 12 个月分析数据结果显示，与 DES 相比，DynamX 的 TLF 和 TVF 均显著减少并趋于稳定。这些数据进一步验证了 DynamX 独特的作用机制及其在治疗冠状动脉疾病方面的优势，重申了生物适配器在提高 DES 治疗标准和作为冠状动脉疾病患者减少长期临床事件的新治疗选择方面的前景。

（山西省心血管病医院　郭彦青　王志鑫）

（四）2024 ESC OCCUPI 研究：OCT 引导下的 PCI 与血管造影引导下的 PCI 在复杂病变需要 DES 的患者中的应用

2024 年 9 月 2 日，在英国伦敦举行的 2024 年欧洲心脏病学会科学会议上，来自韩国延世大学附属医院的 Byeong-Keuk Kim 教授发布了 OCCUPI 随机临床试验的最新研究结果。OCCUPI 试验显示，对于需要药物洗脱支架（DES）置入的复杂冠状动脉病变患者，光学相干断层扫描（OCT）引导下的经皮冠状动脉介入治疗（PCI）在 1 年的主要不良心脏事件结果上优于血管造影引导下的 PCI。

【研究背景与目的】

尽管光学相干断层扫描（OCT）在经皮冠状动脉介入治疗（PCI）期间提供了详细的成像信息，但这种成像技术对于需要 DES 置入的复杂冠状动脉病变患者临床中的益处仍然不确定。OCCUPI 试验的目的是比较 OCT 引导与血管造影引导 PCI 对于复杂病变的临床益处，以 1 年时主要不良心脏事件的发生率进行评估。

【研究方法】

OCCUPI 试验是一项多中心、随机、开放标签、优效性试验，在韩国 20 家医院进行，纳入了 2019 年 1 月 9 日～2022 年 9 月 22 日患有复杂冠状动脉病变需要行 PCI 进行 DES 置入的 19～85 岁患者。研究对象按 1∶1 比例随机分配为 2 组，一组在 OCT 指导下行 PCI，另一组为血管造影引导组。其中复杂病变定义为满足下面至少 1 项：急性心肌梗死、慢性完全闭塞、长病变（≥28mm）、钙化病变、分支病变、左主干病变、小血管病变（<2.5mm）、冠状动脉内血栓、支架血栓、支架内栓塞或旁路移植术后病变。排除了 6 类患者，重度肝病（肝功能指标≥3 倍参考值）、重度肾病（血清肌酐>2.0mg/dl）、血液学指标重度异常（血小板<1×10^6/mm^3 或>7×10^6/mm^3，白细胞<3×10^3/mm^3，血红蛋白<8.0g/dl 或任何出血倾向）、手术期间血流动力学不稳定或心源性休克、妊娠期女性或计划妊娠或预估生存期<1 年的患者。

主要临床终点为 PCI 术后一年的主要不良心脏复合事件（1 年期的心源性死亡、心肌梗死、支架内血栓或靶血管血运重建），次要终点包括全因死亡、心源性死亡、自发性心肌梗死、围术期心肌梗死、支架血栓形成、缺血驱动的靶血管重建、造影剂诱导的肾病等。

【研究结果】

该研究共纳入 1604 名患者，其中，803 名患者被随机纳入 OCT 指导组，801 名患者被纳入血管造影指导组。1604 名患者中，1290 名（80%）为男性，314 名（20%）为女性。随机分组时患者的中位年龄为 64 岁（IQR 57～70）。1588 名（99%）患者完成了 1 年随访。研究结果显示，一年内主要心脏不良事件的主要终点在 OCT 引导下的 PCI 组中发生了 37 例（5%），减少了 38%，而在血管造影引导下的 PCI 组有 59 例（7%）（*HR* 0.62，95% *CI* 0.41～0.938，*P*=0.023）。此外，与造影组相比，OCT 指导 PCI 可显著降低自发性心肌梗死（*HR* 0.36，95% *CI* 0.15～0.86，*P*=0.022）、靶病变血运重建（*HR*

0.36，95% *CI* 0.18～0.69，*P*=0.002）等不良事件的发生，分别为 0.9%
vs. 2.4% 和 1.5%vs.4.1%，降低 64%。两组患者卒中、出血事件和造
影剂肾病的发生率没有显著差异。

【研究结论】

试验结果显示在随机分组后的 12 个月，与血管造影引导的 PCI
相比，OCT 引导的 PCI 可降低 1 年复合心脏死亡、心肌梗死、ST 或
TVR 的风险。这些结果为 OCT 作为一种有效的血管内成像方式治疗
复杂病变提供了强有力的循证医学证据。

（山西省心血管病医院　郭彦青　王志鑫）

（五）2024 ESC REC–CAGEFREE Ⅰ研究：在小血管 病变中药物球囊作为支架的替代治疗方式

2024 年欧洲心脏病学（ESC）年会发布了来自空军军医大学西
京医院陶凌教授的 REC-CAGEFREE Ⅰ研究的主要结果——研究证
实，新发冠状动脉疾病中，在大血管病变中药物球囊不能常规替代
支架；而在小血管中，药物球囊可安全有效地作为支架的替代治疗
方式，避免置入支架。

【研究背景】

直接支架置入的经皮冠状动脉介入治疗（PCI）即不考虑球囊血
管成形术是否获得满意的支架置入术，已经取代了传统的普通球囊
血管成形术联合必要时支架置入术（provisional stenting）。对于 De
Novo 冠状动脉小血管疾病，药物涂层球囊（DCB）血管成形术联合
provisional stenting 术式在治疗效果上不劣于直接支架置入术。然而，
这种策略在无血管直径限制的 De Novo 病变的临床终点上的长期疗效
和安全性仍不确定。

【研究方法】

REC-CAGEFREE Ⅰ是一项由研究者发起的多中心、随机、开放
标签试验，旨在招募来自中国 43 个心脏介入中心的 2270 例急性或

慢性冠脉综合征患者，评估直接紫杉醇涂层球囊血管成形术与直接支架置入术治疗无血管直径限制的 De Novo 非复杂病变的非劣效性。急性（包括 STEMI、NSTEMI 和不稳定型心绞痛）或慢性冠脉综合征患者均可接受 PCI。目标病变纳入标准是 De Novo、非复杂和成功预扩张的病变。符合所有纳入和排除标准并成功完成病变预扩张的患者按 1 : 1 的比例随机分配到实验组和参考组。直接 DCB 血管成形术组患者必须在方案指导下进行 DCB 血管成形术，并在血管成形术效果不理想时进行挽救性支架置入术。第二代西罗莫司洗脱支架将在直接 DCB 血管成形术组中用作挽救支架，在直接支架置入术组中用作治疗器械。研究计划在随机后 1（±14 天）、3 天、6 天、12 天、18 天和 24（±30 天）个月进行随访。24 个月后，将每年进行一次随访，并保持长达 10 年。主要终点是随机分组后 24 个月内器械导向复合终点（DoCE）的发生率，包括心源性死亡、靶血管心肌梗死，以及临床和生理学驱动的靶病变血运重建。

【研究结果】

在中国 43 家研究中心共入选 2272 例患者，其中 1133 例被随机分配至 DCB 组，1139 例分配至药物洗脱支架（DES）组。患者平均年龄为 61.4 岁，男性占 69.3%，27.3% 有糖尿病病史，急性冠脉综合征占 55.3%，非小血管病变占 51.6%。在病变预处理中，切割或刻痕球囊的使用率达到了 64.5%。DCB 组患者中，有 106 例（9.4%）在 DCB 治疗后因结果不理想而接受了补救 DES 置入。共有 99.4% 的患者完成了 24 个月随访，中位随访时间为 734（IQR 731 ～ 739）天。DCB 组 72 例（6.4%）患者，DES 组 38 例（3.4%）患者发生了器械相关复合终点，组间事件率差异为 3.04%（单侧 95% CI 4.52；P 非劣效性 =0.65；双侧 95% CI：1.27 ～ 4.81；$P < 0.001$），未能满足非劣效性标准。进一步的研究发现，药物球囊与支架的效果与冠状动脉血管大小密切相关，具有显著异质性（P 交互作用 =0.020）。在非小血管 CAD 亚组（器械直径 ≥ 3.0mm）中，DCB 组 45 例（7.5%）患者和 DES 组 16 例（2.5%）发生 DoCE（差异：4.98%，95% CI

2.54～7.42）；而在小血管 CAD 亚组中，DCB 组 27 例（5.1%）患者和 DES 组 22 例（4.4%）患者发生 DoCE（差异：0.72%，95% *CI* −1.88～3.32）。

【研究结论】

REC–CAGEFREE I 试验表明在新发冠状动脉疾病中，在大血管病变中药物球囊不能常规替代支架；而在小血管中，药物球囊可安全有效地作为支架的替代治疗方式，避免置入支架。

【评论】

药物球囊技术提供了一种避免血管内金属置入的新方法，虽然相比药物洗脱支架组，其未能达成非劣效性预设，但进一步分析发现，在直径小于 3.0mm 的血管中，药物球囊的长期效果与药物洗脱支架没有显著性差异。直径大于 3.0mm 的血管中，药物洗脱支架仍具有一定优势。研究将继续进行 10 年长期随访，持续观察药物球囊预防 DES 所致非生理性重构的长期作用效果，并探索药物球囊组更高的血运重建发生率是否会转变为长期的心源性死亡或心肌梗死，以全面评估患者的临床结局。未来的研究将重点关注药物球囊在不同病变类型中的优化应用，以及各种新型介入无置入技术的应用效果。

（山西省心血管病医院　贾保平　李建伟）

（六）2024 ESC SENIOR–RITA 研究：侵入性治疗显著降低了老年非 ST 段抬高型心肌梗死患者非致死性心肌梗死和后续血运重建风险

北京时间 2024 年 8 月 30 日～9 月 2 日，在大会热线会议 8 会场上，来自英国纽卡斯尔大学和纽卡斯尔弗里曼医院的 Vijay Kunadian 教授公布了 SENIOR RITA 研究结果：对于年龄≥ 75 岁的 NSTEMI 患者，与保守治疗相比，侵入性治疗未显著降低心血管死亡或非致死性心肌梗死（MI）的复合事件风险，但显著降低了非致死性 MI 和后续血运重建手术的风险。

【研究背景及目的】

既往研究表明，老年患者（≥ 75 岁）在临床研究中所占的比例并不高，尽管老年和虚弱的患者更有可能在心脏病发作后死亡，但由于潜在的并发症，他们通常不会接受血管成形术或冠状动脉旁路移植术（CABG）。SENIOR–RITA 研究纳入年龄≥ 75 岁的老年非 ST 段抬高型心肌梗死患者，随机分配到介入治疗和保守治疗组，以比较从随机化到心血管死亡或非致命性心肌梗死的时间，探究患者是否可以从心脏病发作后恢复心肌血液供应的手术中受益。

【研究方法】

SENIOR–RITA 试验是一项前瞻性、多中心、随机试验，在英国的 48 个地点进行。75 岁及以上的非 ST 段抬高型心肌梗死患者被随机分到药物治疗或冠状动脉造影的保守治疗组和血管重建术的侵入性治疗两组。研究的主要终点是从随机化到心血管死亡或非致命性心肌梗死的时间；次要终点包括全因、心血管和非心血管死亡，复发性心肌梗死，心力衰竭住院，紧急冠状动脉血运重建，心肌梗死再住院，脑卒中等。本试验共纳入 1518 例患者，平均年龄 82.4 岁，其中 72% 的患者年龄在 80 岁及以上。女性占比为 45%，80% 被归类为体弱或体弱，超过 60% 有认知障碍，大多数合并症指数≥ 5。在侵入性治疗组中，90% 的患者接受了预期的血管造影，50% 的患者接受了血运重建术（其中 3% 的患者接受了冠状动脉旁路移植术）。中位随访时间为 4.1 年。

【研究结果】

侵入治疗组（25.6%）和保守治疗组（26.3%）在心血管死亡或非致死性心肌梗死的主要终点方面无统计学差异（*HR* 0.94，95% *CI* 0.77 ～ 1.14；*P* = 0.53）。此外，两组报告的心血管死亡率无统计学差异（侵入治疗为 15.8%，保守治疗为 14.2%；*HR* 1.11；95% *CI* 0.86 ～ 1.44），然而，非致死性心肌梗死发生率显著降低（侵入治疗组 11.7% vs. 保守治疗组 15.0%，*HR* 0.75；95% *CI* 0.57 ～ 0.99）。

这意味着侵入治疗组的后续血运重建手术较少（3.9% vs. 13.7%；*HR* 0.26；95% *CI* 0.1 ~ 0.39）。其他次要结局无差异，手术并发症发生率低于 1%。

【研究结论】

SENIOR-RITA 试验显示，对于年龄≥ 75 岁的 NSTEMI 患者，与保守策略相比，侵入性策略未显著降低心血管死亡或非致死性心肌梗死的复合事件风险，但显著降低了非致死性心肌梗死和后续血运重建手术的风险。这些结果为老年 NSTEMI 患者及其临床医师就是否接受侵入性治疗提供了基础。

（山西省心血管病医院　郭彦青　王美吉）

（七）2024 ESC SWEDEGRAFT 研究：不接触获取静脉移植物技术在冠状动脉旁路移植术中的应用

2024 ESC 科学会议重磅发布的 SWEDEGRAFT 多中心大规模随机对照试验表明：无接触（NT）技术未能显示出相对于开放剥离（COS）技术在静脉移植物失败率或中期临床结局方面的优越性。

【研究背景】

冠状动脉旁路移植术（CABG）是治疗冠心病的重要手术方式。传统的静脉取材技术可能会损伤血管内皮，影响移植后的静脉功能。为了改善静脉移植物的长期通畅性，一种称为无接触（NT）技术的静脉取材技术被提出。这种技术在取材过程中尽量减少对静脉的机械损伤，理论上可以更好地保护血管内皮结构和功能。然而，目前缺乏大规模随机对照试验来评估这种新技术与传统技术的临床效果差异。

【研究方法】

本研究是一项双国家、多中心、开放标签、基于登记的随机临床试验。研究涉及 900 例接受首次非紧急 CABG 的患者，随机分为 NT 或 COS 技术组。患者通过瑞典 SWEDEHEART 登记平台在线随机分组。参与中心遵循标准化的静脉采集和 CABG 手术协议。随访包括 2 年的冠状动脉计算机断层扫描（CCTA）检查和通过国家质量登记的长期随访。患者纳入标准为年龄不超过 80 岁，接受首次非紧急 CABG，且需要至少一个静脉桥血管（SVG）的患者。排除标准包括之前静脉剥离、静脉质量差、对造影剂过敏、严重肾衰竭、凝血障碍和高风险的伤口感染。主要终点是在 CABG 后 2 年 CCTA 评估的移植物失败（定义为 SVG 闭塞或狭窄 > 50%）。次要终点包括伤口愈合、主要不良心血管事件（MACE）和腿部移植物伤口并发症的发生率。

【研究结果】

该研究共纳入 900 例患者，其中 NT 技术组 454 例，COS 技术组 446 例。两组患者的基本特征相似。平均年龄约 67 岁，男性比例约 88%。约 27% 的患者患有糖尿病，20% 有既往 PCI 史。大多数患者（约 79%）左心室收缩功能良好。约 36% 的患者存在左主干狭窄。手术紧急程度方面，约 53% 为选择性手术，47% 为紧急手术。NT 技术组和 COS 技术组在静脉移植物失败率方面无显著差异。CTA 结果显示，两组在主要终点和各个组成部分上均无统计学差异。在非糖尿病患者中，NT 技术组的主要事件发生率显著较低；而在糖尿病患者中，NT 技术组的事件发生率显著较高。这提示糖尿病状态可能影响 NT 技术的效果。平均随访 4.3 年（标准差 1.3 年）时，两组在 MACE 复合终点（死亡、心肌梗死或再次血运重建）发生率上无显著差异。术后 3 个月，NT 技术组腿部伤口并发症发生率显著高于 COS 技术组。术后 2 年，NT 技术组残留腿部伤口症状的比例显著高于 COS 技术组。

【研究结论】

SWEDEHEART 试验表明无接触（NT）技术未能显示出相对于开放剥离（COS）技术在静脉移植物失败率或中期临床结局方面的优越性。无接触（NT）技术与更高的早期腿部伤口并发症率和残留伤口症状相关。研究结果不支持在常规 CABG 手术中采用无接触（NT）技术来替代标准的开放剥离（COS）技术。

【评论】

SWEDEHEART 试验是迄今为止最大规模的比较无接触（NT）技术与传统开放剥离（COS）技术的随机对照试验，其结果对指导临床实践具有重要意义。研究的优势在于其是两国、多中心设计、基于注册的随机化方法，这些因素增强了结果的可靠性和代表性。然而，研究也存在一些局限性。首先，CTA 评估时间可能不足以完全反映长期静脉移植物失败情况。其次，研究未能解释无接触（NT）技术导致更多腿部并发症的具体机制，这需要进一步的基础研究来阐明。尽管无接触（NT）技术在理论上有潜在优势，但本研究结果表明，在实际临床应用中，其并未带来预期的益处。这提醒我们，新技术的引入需要谨慎，必须通过严格的临床试验来验证其有效性和安全性。

（山西省心血管病医院　刘静祎　李建伟）

（八）2024 ESC WESTCORPOC 研究：
急诊高敏肌钙蛋白床旁检测安全可靠

2024 年 9 月 2 日英国伦敦 ESC 科学会议上，来自挪威卑尔根豪克兰大学医院的 Viola Thulin 教授公布了 WESTCOR–POC 研究，此研究证实了一种用于诊断或排除心肌梗死（MI）的新型床旁即时检测（POC）快速肌钙蛋白检测的安全性，并有助于缩短部分急诊患者的住院时间。

【研究背景及目的】

急性冠脉综合征（ACS）是一种在全球范围内导致高发病率和死亡率的常见疾病。大部分 ACS 患者需要长时间住院才能确诊，而在拥挤的急诊室里，如需短时间内排除或确诊 ACS 仍是目前医师们所面临的巨大挑战。为了避免急诊科的过度拥挤，减少死亡率、缩短住院时间，并降低医疗成本，欧洲心脏病学会（ESC）推荐使用高敏感性心肌肌钙蛋白（hs–cTn）检测作为加速诊断方案，以便在急诊科中快速排除或确认急性心肌梗死的诊断。本研究探讨了一种 POC 设备的应用，该设备能够显著减少肌钙蛋白检测所需的时间，简化诊断流程，缓解急诊科的拥堵情况。通过采用更高效的 0/1 小时诊断流程，该设备有望提升患者的整体管理和满意度。

【研究方法】

本研究为一项前瞻性单中心随机对照试验，对疑似 ACS 的患者，分为采用中心实验室 hs-cTn 和 POC hs-cTn 检测，比较采用两种检测方法的患者在急诊科的停留时间、成本效益及患者满意度等多个结局指标。POC 测试先前已被证明具有与标准中央实验室测试相似的准确性和精密度。

主要纳入标准：年龄 ≥ 18 岁，因胸痛疑似 ACS 而被转诊至急诊科的患者。

主要排除标准：① STEMI（心电图标准）或需要紧急心导管检查的患者；②存在严重并发症，短期生存预期较差的患者；③从其他医院转诊来的患者；④无法提供知情同意的患者。符合条件的患者将在每天 07：00 ～ 22：00 连续入组，根据 ESC 的 0/1 小时方案接受标准治疗，按照 1 ：1 的比例通过隐藏信封进行简单随机化，随机分配至中心实验室 hs-cTnT 检测，或采用新型 POC hs-cTnI 检测。

本研究的主要终点是患者在急诊科的停留时间。次要终点包括：①总住院时间；②在 3 小时和 6 小时内出院的患者比例；③ 30 天内全因死亡和急性心肌梗死的复合终点；④ 30 天内全因死亡、急性心肌梗死及急性血运重建的复合终点。

【研究结果】

本研究共入选了 1614 例有 ACS 症状的患者，随机分为两个组，其中 POC 组有 728 例患者（78 例患者被排除），标准组有 766 例患者（有 42 例患者被排除），通过分析者在急诊科的停留时间和总住院时间等来比较 POC hs-cTnI 检测方法与传统中心实验室 hs-cTnT 检测方法在急诊科处理疑似 ACS 病例时的效率和安全性。POC 测试组在急诊科的平均停留时间为 174 分钟，而标准测试组为 180 分钟。

在医生更快看到的患者（60 分钟内）中，POC 测试将急诊科的停留时间缩短了 15 分钟（147 分钟 vs. 162 分钟）。值得注意的是，POC 测试对于被诊断为非 ST 段抬高心肌梗死（NSTEMI）的患者最有益，与标准测试相比，平均急诊科停留时间缩短了 43 分钟（中位数 137 分钟 vs. 180 分钟），这些高风险患者更快被收入心脏病房。

【研究结论】

POC 心肌肌钙蛋白检测显示出在提升患者护理质量方面的显著潜力。然而，研究结果同样指出，为了充分发挥 POC 检测在急诊科处理胸痛患者时的优势，必须建立一套流程，用以识别并消除影响患者快速流动的障碍，例如人力资源的短缺或不够高效的出院流程。此外，未来的研究工作应关注这些检测工具在急诊科以外的场合（例如救护车、基层保健的急诊诊所或医生办公室）的应用价值和实施可能性。

（山西省心血管病医院　郭彦青　王美吉）

三、血脂代谢研究进展

2024 ESC HELIOS-B 研究：vutrisiran 治疗转甲状腺素蛋白淀粉样心肌病患者的意义

HELIOS-B 试验是一项国际、3 期、多中心、双盲、随机、安慰剂对照试验。该研究表明：vutrisiran 治疗可以降低转甲状腺素蛋白淀粉样心肌病患者死亡和复发性心血管事件的风险，对于生活质量和心脏功能因该疾病受损的患者尤其有意义。

【研究背景】

转甲状腺素蛋白淀粉样心肌病（ATTR-CM）是一种进行性、全身性和致命性疾病。在 ATTR-CM 中，淀粉样变性甲状腺素运载蛋白（TTR）在心脏细胞外沉积会导致浸润性心肌病，造成心力衰竭和心律失常。ATTR-CM 患者具有高发病率和死亡率，诊断后的中位生存期为 2～6 年。目前的治疗方案仍然有限。TTR 四聚体稳定剂 tafamidis 是唯一被批准用于治疗 ATTR-CM 的药物，然而，死亡率仍然很高，且患者生活质量和心脏功能持续下降。vutrisiran 是一种皮下给药的 RNA 干扰治疗剂，可抑制野生型和变异 TTR 信使 RNA 的肝脏合成，在淀粉样蛋白的单体形成之前使病蛋白快速敲除，淀粉样变性 TTR 蛋白水平的降低可能对 ATTR-CM 患者具有治疗益处。

【研究方法】

在这项双盲随机试验中，以 1 ：1 的比例将 ATTR-CM 患者分配到每 12 周接受 vutrisiran（25mg）或安慰剂治疗，持续 36 个月。

主要纳入标准：年龄 18～85 岁；ATTR-CM（变异型或野生型 ATTR 淀粉样变性）诊断明确（定义为组织活检标本中存在 TTR 淀粉样沉积物，或在不存在单克隆丙种球蛋白病的情况下符合基于闪烁扫描的 ATTR-CM 诊断标准）；以及经胸超声心动图评估的心脏受累证据，舒张末期室间隔壁厚度超过 12mm。需要有心力衰竭的临床病史，至少有一次因心力衰竭住院或心力衰竭的临床证据，有容量超负荷或心内压升高的体征和症状，需要利尿剂治疗。同时还要符合 NT-proBNP 水平超过 300pg/ml 且低于 8500pg/ml（或房颤患者 > 600pg/ml 且 < 8500pg/ml），以及在 6 分钟步行测试中行走至少 150m 的能力。将 ATTR-CM 患者分为治疗组（接受 tafamidis 治疗）和对照组（安慰剂治疗）。随机分组后的前 12 个月内没有开始 tafamidis 的积极计划。

关键排除标准：纽约心脏协会（NYHA）Ⅳ级或 NYHA Ⅲ级，ATTR 分期为 3 级［定义为 NT-proBNP 水平 > 3000pg/ml，肾小球滤过率 eGFR < 45ml/（min·1.73m^2 体表面积）］；Ⅲ a、Ⅲ b 或 Ⅳ级的多发性神经病残疾评分（指示需要拐杖或手杖行走或患者被轮椅束缚）；与 ATTR 淀粉样变性无关的心肌病；eGFR 小于 30ml/（min·1.73m^2）。

主要终点：双盲期（最长 36 个月）内任何原因导致的死亡和复发性心血管事件（因心血管原因住院或因心力衰竭紧急就诊）。

次要终点：包括任何原因导致的死亡、6 分钟步行试验距离较基线的变化及堪萨斯城心肌病问卷 - 总体总结（KCCQ-OS）评分较基线的变化。

在总体人群和单药治疗人群（基线时未接受 tafamidis 治疗的患者）中评估疗效终点，并进行分层测试。

【研究结果】

共有 655 例患者接受了随机分组；326 名患者接受 vutrisiran 治疗，329 名患者接受安慰剂治疗。与安慰剂组比较，Vutrisiran 治疗组 42 个月内死亡和复发性心血管事件的风险更低［总体人群中的风险比 0.72；95% 置信区间（*CI*）0.56 ～ 0.93；*P*=0.01 单药治疗人群中的风险比 0.67；95% *CI* 0.49 ～ 0.93；*P*=0.02］。所有患者中，vutrisiran 组中有 125 例患者和安慰剂组中有 202 例患者发生了至少一个主要终点事件。与安慰剂组比较，vutrisiran 治疗组患者 6 分钟步行试验行走距离下降更少（最小二乘平均差异 26.5m；95% *CI* 13.4 ～ 39.6；*P* ＜ 0.001），KCCQ-OS 评分下降更少（最小二乘平均差异，5.8 分；95% *CI* 2.4 ～ 9.2；*P* ＜ 0.001）。在单药治疗人群中观察到类似的益处。两组不良事件发生率相似（vutrisiran 组 99% vs. 安慰剂组 98%）；vutrisiran 组 62% 的患者和安慰剂组 67% 的患者发生了严重不良事件。

【研究结论】

在这项涉及 ATTR-CM 患者的随机、安慰剂对照试验中，在总体人群和单药治疗人群（基线时未接受 tafamidis 治疗的患者）中，vutrisiran 治疗导致死亡和复发性心血管事件的风险低于安慰剂组。在所有预先指定的亚组中均观察到类似的效应。vutrisiran 组对心脏功能和生活质量的保留优于安慰剂组，并且 vutrisiran 组可防止心力衰竭症状恶化。这些数据表明，在 ATTR-CM 患者中，使用 vutrisiran 降低循环淀粉样变性 TTR 蛋白水平可降低患者死亡和心血管事件的风险。

（首都医科大学附属北京安贞医院　王喜福　刘子今）

四、心力衰竭研究进展

（一）2024 ESC ABYSS 研究：停用β 受体阻滞剂会带来不良后果

来自巴黎皮蒂埃 – 萨尔佩特里埃大学医院的首席研究员 Johanne Silvain 医学博士在 2024 伦敦 ESC 科学会议报告了 ABYSS 试验，结果显示，对于有心肌梗死病史且左心室功能正常的患者，停止长期应用β 受体阻滞剂治疗会带来不良后果。

ABYSS 试验中，尽管停药和继续服用β 受体阻滞剂的患者在死亡、心肌梗死或脑卒中方面没有统计学差异，但停药的患者心血管住院率更高。停药还导致血压和心率升高，而且生活质量没有改善。以往认为，安全停用β 受体阻滞剂，会提高生活质量，但 ABYSS 试验结果表明事实并非如此。

ABYSS 试验同时在线发表在《新英格兰医学杂志》上。这项研究对目前的指南提出了质疑，该指南建议某些患者群服药 1 年后可以停用β 受体阻滞剂。

【研究背景】

长期以来，β 受体阻滞剂一直被认为是心肌梗死后患者的标准治疗方法，β 受体阻滞剂的应用导致心肌梗死后心力衰竭和死亡风险的急剧降低。但显示这些药物益处的试验是在心肌再灌注和药物治疗的现时代之前进行的，因此，引发了人们对终身使用β 受体阻滞剂治疗对心肌梗死和左心室射血分数保留，且没有其他主要适应证的患者的附加益处的质疑。

【研究方法】

为探讨上述问题，设计了开放标签、非劣效性的 ABYSS 试验。

共入选了 3698 名有心肌梗死病史的患者，随机分为停用或继续使用 β 受体阻滞剂治疗两组。所有参试者的左心室射血分数至少为 40%，正在接受长期 β 受体阻滞剂治疗，并且在过去 6 个月内没有发生心血管事件。

【研究终点】

在 3 年的中位随访中，主要终点是死亡、心肌梗死、脑卒中和心血管原因住院的复合终点。

【研究结果】

停药组比继续治疗组主要终点事件发生率更高（23.8% vs. 21.1%；风险比 1.16；95% 置信区间 1.01 ～ 1.33）。与继续 β 受体阻滞剂治疗相比，停药组不符合停药的非劣效性标准（非劣效 $P=0.44$）。

两组之间的事件发生率差异是由心血管住院引起的，停药组比继续治疗组更常发生心血管住院（18.9% vs. 16.6%）。两组的生活质量没有差异。

然而，随机分组 6 个月后，停药组的血压和心率有所上升。收缩压上升了 3.7mmHg，舒张压上升了 3.9mmHg。静息心率每分钟增加 9.8 次。

研究专家表示，此研究没有证明停止使用 β 受体阻滞剂在心血管事件方面的非劣效性，而且还显示出血压和心率升高的不良信号，生活质量并没有得到改善。

【专家评论】

虽然最近的指南表明，在这一患者群中停止使用 β 受体阻滞剂可能是合理的，但在本结果公布之后，如果患者对 β 受体阻滞剂耐受良好，就不应该停药。

过去曾被告知 β 受体阻滞剂有较多副作用，因此预计停用这类药物的患者的生活质量会有所改善，但出乎意料，结果并非如此。

生活质量没有改善的一个可能原因是，参试者已经服用 β 受体阻滞剂多年，因此，本研究可能选择的是对这类药物耐受性良好的患者。而那些有耐受性问题的患者可能早已停止服药。

此外，患者群体在基线时的生活质量评分相对较高，并得到了很好的治疗。在患者对所用药物耐受性很好的基础上很难进一步提高生活质量。

ABYSS 试验结果与最近公布的 REDUCE–AMI 试验的结果有所不同。REDUCE–AMI 试验未能显示 β 受体阻滞剂治疗射血分数保留的急性心肌梗死患者优于无 β 受体阻滞剂治疗的患者。可能与 REDUCE–AMI 的主要终点是任何原因导致的死亡或新发心肌梗死的复合终点，并不包括心血管住院有关，这成为与 ABYSS 研究结果差异的主要驱动因素。

本研究发现，停用 β 受体阻滞剂的冠状动脉疾病患者住院病例有所增加。开放标签设计允许对心血管住院终点出现一些偏差，因为是否让患者入院的决定有主观性，可能会受到医生对治疗分配知识和经验的影响。有专家提出，鉴于本研究高于预期的事件发生率，今后应探讨非劣效性界限是否可以提高。

ABYSS 和 REDUCE–AMI 试验共同表明，对于射血分数保留的 MI 患者，停止 β 受体阻滞剂治疗是安全的，但对于严重的心脏事件而言，由于 β 受体阻滞剂的抗缺血作用，中断治疗可能会增加复发性心绞痛的风险和再次住院率。

在明确更新指南之前，谨慎的做法是等待涉及心肌梗死和左心室射血分数保留患者的 β 受体阻滞剂的其他正在进行的试验的结果问世。

ABYSS 试验由法国卫生部和 ACTION 研究小组资助。

（首都医科大学附属北京安贞医院　李艳芳）

（二）2024 ESC FINARTS–HF 研究：非奈利酮治疗心力衰竭进展的最新研究结果

2024 伦敦欧洲心脏病学会（ESC）科学会议上报告的 FINARTS–

HF 试验结果表明，非奈利酮可显著减少左心室射血分数（LVEF）中度减低和射血分数保留患者的心血管死亡和复发性心力衰竭。

非奈利酮治疗可显著减少主要不良心血管事件的研究结果将会给未来的临床实践带来变化。对于已有多年使用经验的药物非奈利酮，人们对其新的 1 级证据的期望很高。已有专家认为，鉴于盐皮质激素受体拮抗剂（MRA）在美国和其他多国已经应用多年，其良好的临床疗效和安全性已在意料之中。

FINARTS-HF 试验结果很重要，因为治疗中等程度射血分数减低的心力衰竭（HFmrEF）或射血分数保留心力衰竭（HFpEF）患者的治疗药物选择有限。回顾过去的 30 年，对于射血分数减低心力衰竭（HFrEF）的药物治疗选择往往比较宽泛，但对于 HFmrEF 和 HFpEF 患者（通常分别定义为 LVEF ≥ 40% ～ 50% 和 LVEF ≥ 50%）的治疗药物则没有太大突破。

FINEARTS-HF 试验是第一个确认非奈利酮改善 HFmrEF 和 HFpEF 的 3 期双盲跨国试验。试验入选了 6000 名症状性心力衰竭，LVEF ≥ 40% 的患者，随机分配到非甾体选择性 MRA 非奈利酮组或安慰剂组，随访时间 42 个月。目前，非奈利酮在全球范围内已被批准用于治疗与 2 型糖尿病相关的慢性肾病。

本研究的主要终点是心血管死亡和心力衰竭事件的复合终点，定义为因心力衰竭住院或紧急医疗就诊，无论患者是首发还是复发。

回顾既往的 TOPCAT 研究，入选患者随机分配到螺内酯组的心血管原因死亡、终止的心搏骤停或心力衰竭住院的主要复合终点发生率虽然略低于安慰剂组（18.6% vs. 20.4%；$P=0.14$），但无统计学差异。而心力衰竭住院复合终点在两组之间达到显著性差异（$P=0.04$），螺内酯组优于安慰剂组。在试验解除盲法后，发现在俄罗斯和格鲁吉亚注册的患者事件发生率很低，可能因为这些患者的心力衰竭早已纠正。在美洲注册的患者中，也有事后获益。

还有一项针对左心室射血分数 ≥ 40% 的心力衰竭患者的新研究

名为 MOONRAKER，目前正在进行中，该研究旨在评估非奈利酮对根据心脏功能和症状定义的心力衰竭严重程度的影响。

FINEARTS 试验有多项入组标准，例如，患者应用利尿剂 ≥ 30 天和实验室检测指标氨基末端脑钠肽前体（NT-proBNP）水平升高（≥ 300pg/ml），目的是确保招募到有症状的心力衰竭人群进入试验。

目前已证实，在需要使用非奈利酮治疗的慢性肾病中，患者的临床获益与药物抑制盐皮质激素受体过度激活有关。

虽然 FINEARTS 结果提示，可以在任何程度的左心室功能障碍患者中应用 MRA 治疗，但有专家表示，今后需要新的研究来评估非甾体类醛固酮受体拮抗剂非奈利酮与甾体类醛固酮受体拮抗剂依普利酮，以及螺内酯之间的疗效和安全性差异，以便为临床提供更充分的循证医学证据。

（首都医科大学附属北京安贞医院　李艳芳）

（三）2024 ESC 心力衰竭的盐皮质激素受体拮抗剂：个体患者水平的荟萃分析

2024 年 ESC 科学会议的热线会议上发表了最新研究，盐皮质激素受体拮抗剂（MRA）降低了心力衰竭和射血分数减低的心力衰竭（HFrEF）患者及轻度射血分数减低或保留的心力衰竭（HFmrEF/HFpEF）患者的心血管死亡或心力衰竭住院的风险。

【研究背景】

MRA 可降低心力衰竭和 HFrEF 的心力衰竭患者的住院率和死亡率，但对 HFmrEF 心力衰竭或 HFpEF 心力衰竭患者的益处尚不清楚。当前的研究领域存在的一个重要问题是，如何确定 MRA 在不同类型心力衰竭患者中的具体效果，以便为临床决策提供更精确的指导。

【研究方法】

这是一项预先指定的个体患者水平的荟萃分析，纳入的试验包括 RALES（螺内酯）和 EMPHASIS-HF（依普利酮）试验，主要针对 HFrEF 患者，以及 TOPCAT（螺内酯）和 FINEARTS-HF（非奈利酮）试验，主要针对 HFmrEF 或 HFpEF 患者。本荟萃分析的主要终点是因心力衰竭或心血管死亡而首次住院的时间。此外，研究还评估了 MRA 对心力衰竭住院总次数（包括首次或重复住院）和全因死亡的影响。安全性结果也进行了评估，包括血清肌酐、估计肾小球滤过率、血清钾和收缩压。试验和治疗之间的相互作用进行了检验，以检验这些人群中效果的异质性。

【研究结果】

4 项试验共纳入 13 846 例患者。MRA 降低了心血管死亡或心力衰竭住院的风险（HR 0.77；95% CI 0.72 ~ 0.83）。由于 HFrEF 的疗效（0.66；95% CI 0.59 ~ 0.73）高于 HFmrEF 或 HFpEF（0.87；95% CI 0.79 ~ 0.95），试验与治疗之间存在显著的交互作用（交互作用 P= 0.0012）。在 HFrEF 试验（0.63；95% CI 0.55 ~ 0.72）和 HFmrEF 或 HFpEF 试验（0.82；95% CI 0.74 ~ 0.91）中，心力衰竭住院率显著降低。在伴有或不伴有心血管死亡的心力衰竭住院患者中也观察到相同的效果。HFrEF 组降低了心血管死亡率（0.72；95% CI 0.63 ~ 0.82），而 HFmrEF 或 HFpEF 组没有降低心血管死亡率（0.92；95% CI 0.80 ~ 1.05）。全因死亡率在 HFrEF 试验中也有降低（0.73；95% CI 0.65 ~ 0.83），但在 HFmrEF 或 HFpEF 试验中没有降低（0.94；95% CI 0.85 ~ 0.03）。与安慰剂相比，MRA 组高钾血症的风险增加了 1 倍（OR 2.27；95% CI 2.02 ~ 2.56），但严重高钾血症（血钾 > 6.0mmol/L）的发生率较低（2.9% vs. 1.4%），低钾血症（钾 < 3.5mmol/L）风险减半（0.51；95% CI 0.45 ~ 0.57；7% vs. 14%）。

【研究结论】

盐皮质激素受体拮抗剂在 HFrEF 患者中显著降低了心血管死亡和心力衰竭住院的风险，而在 HFmrEF 或 HFpEF 患者中也有一定的保护作用。这一发现为临床医生在不同类型心力衰竭患者中合理使用 MRA 提供了重要的证据支持，有助于优化治疗策略，提高患者的生活质量和生存率。此外，研究还揭示了 MRA 在不同类型心力衰竭患者中的安全性和耐受性，为未来的临床实践和进一步研究提供了宝贵的参考意见。

（山西省心血管病医院　张　伟　王志鑫）

五、心律失常研究进展

（一）2024 ESC CRABL-HF 研究：冷冻球囊消融术在减少射血分数减低的心力衰竭患者心房颤动和房性心动过速 1 年复发方面同样有效

英国伦敦举行的 2024 年 ESC 科学会议热线会议上发表的 CRABL-HF 研究结果显示，与目前广泛使用的射频消融术相比，冷冻球囊消融术在减少射血分数减低的心力衰竭患者心房颤动和房性心动过速 1 年复发方面同样有效。

【研究背景与目的】

随着房颤（AF）消融术在全球范围内越来越普遍，其手术相关的并发症和死亡风险也随之增加，研究发现特别是在心力衰竭患者中，AF 与住院、脑卒中和死亡风险增加相关。CRABL-HF 试验旨在比较冷冻球囊（CB）消融术和射频（RF）消融术在治疗心力衰竭且伴有射血分数减低患者中 AF 的安全性和有效性，为提高高质量手术预后，以及指导 HFrEF 患者中这些消融术的临床决策提供证据与借鉴。

【研究方法】

CRABL-HF 试验在日本的 5 个医疗中心进行，共招募了 110 名年龄在 20 ～ 85 岁，患有心力衰竭（表现为射血分数减低，HFrEF）并伴有 AF 的患者。这些患者被随机分为两组，一组接受 RF 消融治疗，另一组接受 CB 消融治疗，每组各 55 例。研究中，对于已经置入心脏电子监测设备的患者，通过家庭监测系统持续跟踪房颤的发生情况。对于那些没有置入这些设备的参与者，他们在手术后的一年内，除了最初的 90 天之外，每天进行两次动态心电图（ECG）记录，以监测房性心律失常的情况。该研究的主要评估指标是在手术后 1 年内，房性快速心律失常（持续时间 30 秒或以上）的发生频率。

【研究结果】

CRABL-HF 试验的结果表明，在 HFrEF 患者中，使用 CB 消融术与 RF 消融术在减少 1 年内 AF 和房性心动过速（AT）复发方面同样有效。具体来说，RF 消融组的房性快速心律失常（持续 30 秒或以上）的发生率是 21.8%，而 CB 消融组的发生率为 22.2%，两组之间的差异没有统计学意义（$P > 0.05$）。此外，CB 消融术的手术时间明显短于 RF 消融术，中位数手术时间分别为 101 分钟和 165 分钟。CB 消融术在消融过程中使用的液体体积较少，且没有增加左心房脉压，这表明使用 CB 消融术可能减少了因消融过程中液体负荷增加而加剧心力衰竭的风险。在手术后，两组患者的左心室射血分数（LVEF，衡量心脏左心室每次收缩泵血能力的指标）均有改善，左动脉容积指数（LAVI，衡量左心房容积除以体表面积的指标）也显著下降，从而改善了心脏功能。这些改善有助于提高患者的心脏功能能和整体健康状况。在安全性方面，两组手术相关并发症发生率都很低，且两组之间没有显著差异。并发症方面，CB 消融组中有 1 例患者出现了腹膜后血肿，而 RF 消融组中有 1 例患者出现了动静脉瘘。在一年的随访期间，两组各有 1 例死亡案例。因心力衰竭而住院的案例分别为 CB 消融组 3 例（5.5%）和 RF 消融组的 4 例（7.3%），两组间没有显著差异（$P=1.00$）。两组在全因死亡和（或）心力衰竭住院的复合终点事件上也没有差异。此外，两组患者在消融术后生活质量的改善也相似，无论是 CB 消融组还是 RF 消融组，患者的生活质量评分在手术后一年都有显著提升。

【研究结论】

CB 消融术在治疗 HFrEF 的 AF 患者中，与 RF 消融术同样安全有效，且具有手术时间更短、液体使用量更少的优势，也可能减少心力衰竭恶化的风险。因此，CB 消融术应成为这类患者的优先治疗选择。

（山西省心血管病医院　郭彦青　王　刚）

（二）2024 ESC EPIC-CAD 研究：Endoxaban 单药治疗与双重抗血栓治疗在高危心房颤动患者中的应用

2024 年 ESC 科学会议上发表了 EPIC-CAD 试验的结果，该试验结果同时发表在《新英格兰医学杂志》（*NEJM*）上。结果表明，在高风险房颤合并稳定型冠状动脉疾病患者中，作为长期抗血栓治疗的伊多沙班单药治疗比伊多沙班加单一抗血小板药物具有更好的净临床获益。

【研究背景与目的】

尽管临床指南有一致的推荐，但对于房颤合并稳定型冠状动脉疾病患者的长期抗血栓治疗策略的随机试验数据仍然缺乏。该研究旨在比较伊多沙班单药与双联抗血栓治疗房颤合并稳定型冠状动脉疾病的疗效。

【试验方法】

该研究是一项多中心、开放标签、随机对照试验，比较伊多沙班单药治疗与双重抗血栓治疗（伊多沙班加单一抗血小板药物）在房颤和稳定型冠状动脉疾病患者中的应用。脑卒中风险根据 CHA2DS2-VASc 评分进行评估（评分范围 0～9 分，得分越高表明卒中风险越大）。主要终点是任何原因死亡、心肌梗死、脑卒中、全身栓塞、计划外紧急血运重建术、12 个月大出血或临床相关的非大出血的综合结果。次要结局包括主要缺血事件和大出血或临床相关的非大出血的安全结局。

【研究结果】

该试验将来自韩国 18 个地点的 1040 名患者随机分组，接受伊多沙班单药治疗（*n*=524）或双重抗血栓治疗（*n*=516）。12 个月时，34 名接受依多沙班单药治疗的患者（6.8%）和 79 名接受双重抗栓治疗的患者（16.2%）发生了主要结局事件（*HR* 0.44；95% *CI* 0.30 ～ 0.65；*P* < 0.001）。各试验组 12 个月时主要缺血事件的累积发生率似乎相似。依多沙班单药治疗组有 23 例（Kaplan-Meier 估计，4.7%）患者发生大出血或临床相关的非大出血，双药抗栓治疗组有 70 例（14.2%）患者发生大出血（*HR* 0.34；95% *CI* 0.22 ～ 0.53）。

【研究结论】

EPIC-CAD 试验结果表明在随机分组后的 12 个月内，与双重抗血栓治疗相比，伊多沙班单药治疗导致的净不良临床事件更少，临床上重要的出血更少，主要缺血事件没有增加。

（山西省心血管病医院　陈国良　王志鑫）

（三）2024 ESC GUARD-AF 研究：通过筛查未确诊的老年人心房颤动来减少脑卒中

在 2024 年欧洲心脏病学会年会上，来自美国杜克大学医学中心的 Renato Lopes 教授公布了 GUARD-AF 试验的最新结果，此研究为房颤的早期诊断和治疗提供了新的视角，尤其是在提高房颤诊断率和抗凝治疗的使用方面显示出积极的效果。

【研究背景与目的】

GUARD-AF 研究着眼于在初级保健实践中应用心电图（ECG）贴片监测器对 70 岁及以上的老年人群进行一次性房颤（AF）筛查，并评估该策略是否能有效降低卒中和出血风险。房颤作为一种常见的心律失常病症，常因未被及时诊断而导致缺血性卒中风险增加，而这一风险可通过口服抗凝药物得到显著控制。尽管既往采用长期筛查手段的随机对照试验已证实可提高房颤的检出率，但尚缺乏直接证据表明房颤筛查能够减少卒中的发生率。因此，本研究旨在探究通过 14 天连续心电图监测对老年个体进行房颤筛查，并结合医患共同决策实施口服抗凝治疗，是否能够在常规护理基础上进一步降低卒中风险并带来更大的净临床效益。

【研究方法】

GUARD-AF 是一项前瞻性、平行组、随机对照试验,旨在测试使用 14 天单导连续心电图贴片监测器在 70 岁及以上人群中筛查房颤,以识别未诊断的房颤并减少脑卒中。研究从 2019 年 12 月 17 日开始,涉及美国 149 个初级保健站点,共有 11 905 名参与者纳入意向治疗人群。征得同意的参与者按 1 : 1 随机分配到试验的干预组和对照组。中位随访时间为 15.3 个月。参与者年龄中位数为 75 岁,56.6% 为女性。试验的疗效终点是随访期间首次因急性全因脑卒中(缺血性或出血性)住院,安全性终点是随访期间首次因急性出血住院。终点事件将通过研究开始后 2.5 年的医疗保险报销单或电子健康记录来确定。

【研究结果】

在为期 15.3 个月的中位随访期内,接受一次性心电图贴片监测的筛查组中,因卒中而住院的参与者共计 37 例(占 0.7%),而常规护理组中有 34 例(占 0.6%)。在出血事件方面,筛查组的发生率与常规护理组相似,分别为 1.0% 和 1.1%。此外,通过心电图筛查,房颤的诊断率显著提升了 52%,并且开始口服抗凝治疗的比例亦有所增加。

【研究结论】

本试验未能提供充分证据支持在初级保健实践中对 70 岁及以上老年人群实施 14 天连续心电图监测的房颤筛查策略,以减少脑卒中住院率。考虑到本试验的低事件发生率和未达到预定样本量而提前终止,研究者提醒,所得结论不应被视为最终定论。研究者建议,未来应开展更多大规模的房颤筛查研究,以进一步明确房颤筛查的实际效用,并确定最佳的筛查对象、方法和时机,从而实现最大化的净临床效益。尽管存在上述限制,GUARD-AF 研究仍为迄今为止在美国范围内针对初级保健实践中房颤筛查所开展的最大规模随机对照试验。

（山西省心血管病医院　郭彦青　吕雅萱）

（四）2024 ESC MIRACLE-AF 研究：拥有远程医疗支持的乡村医生可将房颤患者心血管死亡风险降低 50%

来自南京医科大学第一附属医院心血管内科的陈明龙教授在 2024 年 ESC 科学会议的一个热线会议上公布了 MIRACLE-AF 研究结果。结果显示，中国农村的乡村医生接受培训后，在医院专家的远程医疗护理帮助下管理患有常见心律失常的老年人，使 3 年内心血管不良后果的风险降低了 36%。对乡村医生的远程医疗支持可能是改善中国农村老年人获得护理的关键。

【研究背景与目的】

房颤（AF）是一种常见的心律失常，是缺血性脑卒中的主要可预防原因，估计影响 1.6% 的中国成年人（约 1800 万人）。中国的农村卫生保健主要依靠乡村医生，在提供最佳的 AF 管理方面面临着相当大的挑战。为了支持村医为 AF 患者提供综合治疗，研究人员开发了一个数字健康支持平台。然而，这一基于远程医疗的新型综合治疗在中国农村 AF 患者中的作用尚不明确。MIRACLE-AF 研究旨在比较村医主导的远程医疗综合护理与常规护理，以改善中国农村老年 AF 患者对 AF 更好护理路径（ABC，"A" 避免卒中；"B" 改善症状管理；"C" 优化心血管和并发症）组成部分的依从性和治疗效果。

【研究方法】

该研究是一项前瞻性随机分组临床试验，包括来自江苏省扬州市江都区 30 个村庄的 1039 名年龄在 65 岁或以上的 AF 成年人。30 个村卫生室按照 1：1 的比例被随机分配到干预组（乡村医生主导的远程医疗综合护理）或对照组（强化常规护理）。所有患者均由乡村医生每 3 个月随访一次，随访期长达 3 年。第一阶段的主要终点是 12 个月后符合 ABC 路径所有三项标准的患者比例，第二阶段的主要终点是 36 个月内心血管死亡、所有脑卒中（包括缺血性脑卒中和出血性脑卒中）、心力衰竭或急性冠脉综合征恶化及 AF 导致的急诊就诊的复合终点。

【研究结果】

干预组纳入了 524 名成年人（平均年龄 76 岁，女性占比 45%），对照组纳入了 515 名成年人（平均年龄 76 岁，女性占比 43%）。1 年后，干预组 33% 的患者和对照组 8.8% 的患者符合 ABC 通路的所有三个标准，组差约 24%。3 年后，这一比例在干预组增加到近 42%，在对照组增加到 10% 左右（差异为 31%）。3 年后，与对照组相比，干预组的复合主要结局［心血管死亡、所有卒中、因心力衰竭或急性冠脉综合征（ACS）恶化而住院及因房颤而急诊］发生率降低了 36%（82 例 vs. 122 例；6.21% vs. 9.62%；考虑聚类效应后的组差：-3.80%）。具体来说，与对照组相比，干预组的心血管死亡风险降低了 50%（24 例 vs. 47 例），而因心力衰竭或 ACS 恶化而导致的任何卒中和住院的风险分别降低了 36%（21 例 vs. 32 例）和 31%（43 例 vs. 61 例）。然而，干预组的临床相关非大出血发生率更高（9 例 vs. 3 例），反映了抗凝治疗的效果。

【研究结论】

研究结果表明，以远程医疗为基础，由乡村医生主导，房颤专家支持的干预是有效的，是一种可行和可持续的实施策略，可以扩大规模，以改善中国农村地区和其他医疗保健机会有限的中低收入国家老年人房颤的管理。

（山西省心血管病医院　郭彦青　王　刚）

（五）2024 ESC OCEANIC-AF 研究：房颤患者抗凝治疗 asundexian 弱于阿哌沙班

2024 年欧洲心脏病学会年会（ESC 2024）热线会议 6 专场上，来自美国北卡罗来纳州杜克大学医学院的 Manesh R Patel 教授公布了 OCEANIC-AF 的研究结果。结果显示，在有卒中风险的房颤患者中，与阿哌沙班相比，asundexian 的治疗与较高的卒中或体循环栓塞发生率有关，但大出血事件更少。

【研究背景】

心房颤动（AF）作为一种常见的心律失常病症，其临床特征为心房快速且不规则的搏动，易引发心腔内血栓形成。一旦血栓脱落，随血流迁移并阻塞远端血管，可能诱发包括卒中在内的严重临床事件。脑卒中的发生机制在于血管阻塞导致的脑组织局部缺血缺氧，进一步引起神经细胞损伤及死亡。鉴于房颤相关卒中可能影响大脑的广泛区域，故其预防与管理显得尤为重要。

在凝血级联反应中，血栓的形成可被特定的药物所预防，其中口服抗凝剂（oral anticoagulant，OAC）如阿哌沙班等，已被证实能显著降低严重和危及生命的血栓栓塞性疾病风险。然而，OAC 的使用受限于其增加的出血风险。asundexian 作为一种新型的口服抗凝剂，正处于研发阶段，旨在提供一种更优的出血风险控制方案，以期提升临床治疗标准。OCEANIC-AF 研究（NCT05643573）旨在进一步评估 asundexian 在预防脑卒中和系统性栓塞方面的疗效，并比较其与阿哌沙班在房颤合并卒中高风险患者中的安全性和耐受性。该研究将为临床提供关键数据，以指导 asundexian 在房颤患者卒中预防治疗中的潜在应用。

【研究方法】

OCEANIC-AF 研究是一项多中心、国际性的随机、对照、双盲、双模拟、平行组、双臂的Ⅲ期临床试验。该研究纳入了年龄在 18 岁以上、需长期口服抗凝治疗的非瓣膜性房颤患者，同时 CHA2DS2-VASc 评分 ≥ 3（男性）或 ≥ 4（女性），或 CHA2DS2-VASc 评分为 2（男性）或 3（女性）并至少符合以下标准之一：年龄 70 岁以上，有脑卒中、短暂性脑缺血发作或体循环栓塞病史，随机分组前 14 天内估算肾小球滤过率（eGFR）$< 50ml/（min \cdot 1.73m^2）$，有非外伤性大出血史，计划在随机分组后继续单药抗血小板治疗至少 6 个月，随机分组前口服抗凝治疗连续使用不超过 6 周。

纳入的参与者被随机分配至两个治疗组的其中一个（A 组或 B 组），一组每日 1 次口服 50mg asundexian，另一组则接受标准剂量的阿哌沙班治疗，治疗持续时间为 9～33 个月。每位参与者的参与期限为 9～34 个月。研究期间，每 3～6 个月对参与者进行一次现场随访，并最多实施 7 次电话随访。该研究的主要有效性终点旨在评估 asundexian 在预防脑卒中或系统性栓塞方面的疗效是否至少不逊于阿哌沙班。同时，研究的主要安全性终点为比较两治疗组在减少主要出血事件方面的安全性，以确定 asundexian 是否较阿哌沙班更优。

【研究结果】

共纳入 14 810 名随机分配的患者。平均年龄 73.9 岁，35.2% 为女性，18.6% 患有慢性肾脏病，18.2% 有脑卒中或短暂性脑缺血发作病史，16.8% 在不超过 6 周内接受过口服抗凝治疗，平均 CHA2DS2-VASc 评分为 4.3 分。在独立数据监测委员会的建议下，试验提前终止。在 asundexian 组中，98 名患者（1.3%）和阿哌沙班组 26 名患者（0.4%）发生了卒中或系统性栓塞。asundexian 组 17 名患者（0.2%）和阿哌沙班组 53 名患者（0.7%）发生了主要出血。两组不良事件发生率相似。

【研究结论】

在本研究中，对房颤患者采用每日 1 次 50mg asundexian 治疗，与阿哌沙班相比，在试验非计划提前终止前，尽管观察到卒中或系统性栓塞的发生率相对较高，但在主要出血事件的发生率方面则表现出较低的水平。鉴于试验因独立数据监测委员会的建议而提前终止，样本量未能达到预定目标，研究者认为目前所得结论尚不足以作为最终定论。因此，未来的研究将需要进一步探究活化因子 XI a 抑制剂在房颤患者卒中预防中的潜在作用，包括确定适宜的患者群体及确立安全有效的因子 XI a 抑制程度。这将为临床实践提供更为精确的指导，以期在房颤患者中实现卒中预防的最大化净临床效益。

（山西省心血管病医院　郭彦青　吕雅萱）

（六）2024 ESC SHAM-PVI 试验：肺静脉隔离消融术 可使有症状的房颤患者受益

2024 年 ESC 科学会议上发布的 SHAM-PVI 试验是一项双盲随机对照试验，为肺静脉隔离消融术（PVI）治疗有症状房颤（AF）患者的有效性提供了有力证据。这项试验比较了 PVI 消融术与假手术的效果，从而解决了人们对于 PVI 消融术可能存在安慰剂效应的长期担忧。

【研究背景】

房颤是最常见的心律失常类型，如果不治疗可能会导致心悸、呼吸急促、脑卒中或心力衰竭等严重并发症。PVI 是导管消融治疗房颤的基石。既往有众多临床试验支持 PVI 对有症状房颤患者的疗效，但人们普遍担心 PVI 可能存在显著的安慰剂效应，并且之前未对 PVI 与假手术进行过临床试验以验证 PVI 消融术的治疗效果。为弥补这一证据空白，SHAM-PVI 试验旨在比较 PVI 治疗有症状房颤患者是否比假手术更有效。

【研究方法】

SHAM-PVI 研究是一项双中心、双盲、随机、安慰剂对照试验。126 例符合纳入排除标准的有症状的阵发性或持续性房颤患者被随机分配到肺静脉隔离冷冻消融组或假手术组。肺静脉隔离组的干预方式为通过超声引导建立两个股静脉通路，进行同流电复律将心脏转复至窦性心律（如果患者处于房颤状态），使用冷冻球囊导管进行肺静脉隔离。假手术组同样建立股静脉通路，进行同流电复律将心脏转复至窦性心律，然后将 5F 起搏导管置于右侧锁骨下静脉以对膈神经进行起搏。研究的主要终点：6 个月后的房颤负担（通过置入式心脏监护仪测量）。次要终点：房颤症状、生活质量、事件发生时间和安全性评估，使用心房颤动对生活质量的影响（AFEQT）问卷、梅奥房颤特异性症状量表（MAFSI）和欧洲心律协会（EHRA）

分类评分，比较基线、3 个月和 6 个月时的评分评估房颤症状。使用 SF-36 量表评价生活质量。

纳入标准：①年龄＞18 岁；②尽管接受了至少 1 种Ⅰ类或Ⅲ类抗心律失常药物（包括 β 受体阻滞剂）治疗仍然有症状的阵发性或持续性房颤患者，或抗心律失常药物不耐受的患者；③进行经导管消融治疗。

排除标准：①长期持续性房颤的患者（房颤持续发作超过 1 年）；②曾行左心房导管消融或外科房颤消融手术的患者；③曾因其他心律失常需进行消融手术的患者；④左心房≥5.5cm；⑤射血分数低于 35% 的患者。

【研究结果】

该试验在 2020 年 1 月至 2023 年 6 月共收集 140 例患者。其中符合纳入和排除标准的 126 例患者被随机分为消融组（$n=64$）和假手术组（$n=62$）。从试验开始到 6 个月随访期间，消融组房颤负担的平均变化为 60%，假手术干预组为 35%（OR 0.25；95% CI 0.15 ~ 0.42；P ＜ 0.001）。在持续性房颤患者中，消融组房颤负担平均减少了 71%，而假手术组为 45%。在间歇性房颤患者中，观察到消融组房颤负担平均减少了 16%，而假手术组平均增加了近 3%。在次要终点方面，消融组在 6 个月时的平均 AFEQT 评分高于假手术组（77.4% vs.58.3%，OR 18.36，95% CI 11.48 ~ 25.30）。消融组严重程度评分低于假手术组（5.2 vs. 10.2，OR-4.84，95% CI -6.43 ~ -3.26）。消融组 SF-36 量表各个子项目得分高于假手术组。

【研究结论】

该试验显示与假手术相比，肺静脉隔离消融术在 6 个月内显著减少了房颤负担，且患者在症状和生活质量方面获益显著，提示肺静脉隔离消融术在有症状的房颤患者中是一种有效的治疗方式，其临床获益并非安慰剂效应所致。

（山西省心血管病医院　郭彦青　李　俐）

（七）2024 ESC SUPPRESS-AF 研究：持续性房颤患者常规扩大消融范围在维持窦性心律方面并无优势

欧洲心脏病学会年会（ESC 2024）热线会议 10 联合会场上，来自日本尼崎关西劳灾医院心血管中心的 Masaharu Masuda 教授公布了 SUPPRESS-AF 研究结果。此研究揭示了在肺静脉隔离术（PVI）的基础上进行左心房低电压区（LVA）引导消融在维持窦性心律方面是否优于单纯的 PVI，并为制订持续性房颤的治疗策略提供了更多数据。

【研究背景及目的】

持续性心房颤动（AF）是最常见的心律失常类型，通常伴有更复杂的触发因素和更广泛的致心律失常基质。PVI 是治疗持续性房颤的标准消融方法，但研究发现 PVI 后 LVA 患者 AF 的复发率高于无 LVA 的患者。因此，SUPPRESS-AF 研究旨在探索在 PVI 基础上增加对病变心肌的额外消融（如低电压区消融）是否能够提高治疗效果。

【研究方法】

为了解更多信息，SUPPRESS-AF 试验招募了 1347 名持续性房颤患者，他们在日本 8 个心血管中心接受了首次消融术。其中 343 例患者（平均年龄为 74 岁，49% 为女性）被发现有 LVA，这些患者将被随机分配到在 PVI 的基础上进行 LVA 引导消融或单纯 PVI。已同意但没有 LVA 的患者被排除在外。患者在消融治疗后的第 3、6 和 12 个月将进行随访检查。在第 6 个月和第 12 个月的随访中，患者需要做相关检查包括 12 导联心电图、24 小时动态心电图监测、药物治疗评估及血液化验。此外，在第 12 个月的随访时，患者还将进行经胸超声心动图检查。术后的 6 ~ 12 个月的患者还将使用便携式心电图设备，每天进行两次 30 秒的心律监测，并根据症状进行额外的检查。研究的主要评估指标是在消融手术后一年内，通过预定的或基于症状触发的心电图记录来确定 AF 的复发情况。而次要评估指标则涵盖了全因死亡率、无症状卒中、出血事件及其他与手术相关的并发症。

【研究结果】

在 1 年的随访中，主要终点是未使用抗心律失常药物的情况下 AF 和房性心动过速（AT）的复发。结果显示，两组之间没有显著差异，额外 LVA 消融组有 61% 的患者未复发，而标准治疗组有 50% 的患者未复发。即使在使用抗心律失常药物的情况下，两组的复发率也没有差异（LVA 消融组 63% vs. 标准治疗组 55%）。然而，在左心房扩大（直径 ≥ 45mm）的亚组患者中，LVA 消融使 AF/AT 复发减少了 40%。

【研究结论】

SUPPRESS-AF 试验的结果表明，对于持续性 AF 患者，除了 PVI 之外，常规增加针对病变心肌的消融并不推荐。这种消融应该只在左心房重构较严重的病例中进行。研究还指出，未来的研究应该探索更有效的方法和患者选择，以提高额外消融的有效性。

（山西省心血管病医院　郭彦青　王　婧）

（八）2024 ESC：2024 版欧洲心房颤动指南直面潜在疾病

2024 欧洲心脏病学会发布的心房颤动管理指南改进了对这种复杂、多因素疾病的管控方法。并提出，心房颤动共患病和危险因素的识别及治疗是心房颤动管理的初始和核心要素。要像重视节律紊乱一样重视共患病的管控，因为共患病是心房颤动发作和复发的驱动因素，动态治疗共患病是心房颤动治疗成功的核心。

Ⅰ类推荐：

基于大量循证医学证据，对心房颤动共患病和风险因素的管理做出了Ⅰ类推荐，包括高血压、心力衰竭、肥胖、糖尿病、饮酒和运动。

心房颤动专家认为，钠 – 葡萄糖协同转运蛋白 –2（SGLT2）抑制剂应提供给所有心房颤动患者，这是新的Ⅰ类建议。对所列共患病没有积极管理的患者最终会面临治疗失败、预后不良和医疗资源浪费。另外，控制睡眠呼吸暂停也被认为是一个关键目标，尽管是Ⅱb 级推荐。

控制共患病不是一个新理念。美国心脏协会（AHA）和美国心脏病学会（ACC）等专业联盟共同制定的 2023 年联合指南中已提出控制共患病，包括新 ESC 指南中确定的大多数共患病，在 10 条关键信息中排名第二。新的 ESC 指南将共患病管理列为优先事项，将其列在优化护理每个特定患者路径中的首位。这些路径在新诊断的心房颤动、阵发性心房颤动和持续性心房颤动中，都是从评估共患病开始，然后是步骤 A– 避免卒中（主要是抗凝治疗）等。

专家们认为，心房颤动患者应直接应用新型口服抗凝药，但机械瓣膜置换或二尖瓣狭窄患者除外。口服抗凝药适用于所有 CHA_2DS_2-VASc 评分为 2 分或更高的患者，评分为 1 分的患者可以考虑这一建议。

ESC 指南以缩写 AF-CARE 作为标识，其中 C 代表共患病。指南的 A 步骤中，识别和治疗心房颤动患者所有可改变的出血风险因素是 I 类建议。根据Ⅲ类建议，专家警告说，不要仅仅因为 CHA_2DS_2-VASc 的风险因素而停用抗凝药。而且，给予或拒绝抗凝治疗的决定应该与患者进行个性化协商后做出。

为了减轻心房颤动症状和控制节律，新诊断的心房颤动、阵发性心房颤动和持续性心房颤动的具体处理路径不同。与所有指南一样，症状管理和心房颤动消融的具体选项都有颜色编码，绿色表示 1 级证据。评估和动态再评估步骤是指需要定期评估患者与共患病、卒中风险、出血风险和心房颤动风险相关的新的可改变风险因素。

长期以来，指南中一直强调心房颤动风险因素的管理，之前对心房颤动共患病的"关注"现已改为"重视"，并期望更长久地控制心房颤动。这一变迁基于与患者合作的多学科护理，以减少或消除心房颤动的诱因及共患病的风险。

心房颤动专家认为，新指南中提出：应根据以患者为中心的

AF-CARE 综合管理方法治疗所有的心房颤动患者，无论是青年还是老年，男性还是女性，黑种人还是白种人，高风险还是低风险，这些理念的变化反映了人们对共患病控制与心房颤动控制密切相关的共同认识。

这是第一部强调心房颤动是潜在风险因素和共患病结果的指南，提出将心房颤动视为一种重要而复杂的疾病，因而需要进行全面、多学科的共同管控，以便给患者带来更大的获益。

（首都医科大学附属北京安贞医院　李艳芳）

六、结构性心脏病研究进展

（一）2024 ESC MATTERHORN 研究：继发性二尖瓣反流患者二尖瓣经导管缘对缘修复术不劣于外科手术治疗

心力衰竭往往会合并二尖瓣和三尖瓣的反流，而反流的存在又会加重心脏的负担，从而形成恶性循环，最终导致心源性死亡。近年来，采用微创手术的缘对缘（TEER）二尖瓣修复术（Mitral-Clip）被证明可显著改善患者的二尖瓣反流情况，改善患者预后，成为继二尖瓣手术修复之外的另一项治疗选择。然而，TEER 微创修复技术与二尖瓣手术治疗在继发性二尖瓣反流患者中缺乏头对头对比的直接证据。2024 ESC 科学会议重磅发布了 MATTERHORN 试验，结果首次表明在心力衰竭和继发性二尖瓣反流患者中，二尖瓣经导管缘对缘修复术不劣于外科手术。

【研究背景】

目前对于心力衰竭和继发性二尖瓣反流患者的治疗建议包括经导管缘对缘修复和二尖瓣手术。在这一患者群体中，缺乏比较这些治疗方法的随机试验数据。

【研究方法】

这项非劣效性试验在德国开展。研究纳入了接受指南指导的药物治疗但仍有症状的心力衰竭和继发性二尖瓣反流患者，所有患者以 1 ： 1 的比例随机分配到经导管缘对缘修复（介入治疗组）或外科二尖瓣修复（手术组）。主要疗效终点是术后 1 年内死亡、心力衰竭住院、二尖瓣再次干预、置入辅助装置或卒中的复合终点。关键次要终点是一年内 MR 等级 ≥ 3 的复发。主要安全终点是术后 30 天内发生的主要不良事件的复合终点，包括死亡、心肌梗死、大出血、脑卒中或短暂性脑缺血发作、再次住院、所有再次干预、非选择性心血管手术、肾衰竭、深部伤口感染、机械通气＞48小时、需要手术的胃肠道并发症、新发房颤（AF）、败血症和心内膜炎。

【研究结果】

该研究共纳入 210 例患者。患者的平均年龄为（70.5±7.9）岁，39.9% 为女性，所有患者的平均左心室射血分数为 43.0%±11.7%。在术后 1 年内，介入治疗组的 96 例患者中有 16 例（16.7%）发生了主要疗效终点事件，而手术组的 89 例患者中有 20 例（22.5%）发生了主要疗效重点事件（OR 0.69，95% CI 0.33～1.44，$P <$ 0.320），达到了非劣效性。两组患者在 1 年内 MR 等级≥3 的复发方面没有显著差异，介入治疗组 8.9% 的患者和手术组 1.5% 的患者发生次要终点事件（OR 6.22；95% CI 0.75～51.95，P=0.091）。1 年后，介入治疗组 73.2% 的患者和手术组 87.3% 的患者 MR 等级≤1，说明了两种治疗方法均具有明显疗效。手术组较（54.8%）介入治疗组（14.9%）有更多患者发生主要安全终点事件（$P <$ 0.001），这主要是手术组出现出血（29% vs. 3%）、再干预事件（19% vs. 8%）、新发房颤（33% vs. 9%）事件更多。

【研究结论】

MATTERHORN 试验表明在心力衰竭和继发性二尖瓣反流患者中，经导管缘对缘修复术在 1 年内的疗效与二尖瓣手术相当，且在安全性方面表现更佳。

【评论】

MATTERHORN 试验是第一个证明二尖瓣经导管缘对缘修复术和外科手术在继发性二尖瓣反流患者中的非劣效性随机试验。这些新数据可能成为指导决策的重要依据，因为欧洲指南目前推荐，二尖瓣经导管缘对缘修复术可以考虑用于心脏团队判断为无法手术或高手术风险的患者。

（山西省心血管病医院　陈国良　李　俐）

（二）2024 ESC NOTION-3 研究：TAVR 术后严重主动脉瓣狭窄患者 PCI 可降低主要心脏不良事件风险

2024 年欧洲心脏病学年会（ESC 2024）热线会议 5 专场上，丹麦哥本哈根大学医院心脏病科 Jacob Thomsen Loenborg 教授公布了 TAVR 患者的 PCI（NOTION-3）研究结果，结果表明对于接受 TAVR 的严重主动脉瓣狭窄患者，PCI 可降低主要心脏不良事件风险，但会增加出血风险，故应根据个体化情况决定 PCI 的使用。

【研究背景与目的】

目前，欧洲指南对于重度主动脉瓣狭窄合并冠状动脉疾病的患者进行冠状动脉血运重建的建议较为保守（分类为 II 类，证据级别 C）。尽管血管造影是指导血运重建的常用方法，但侵入性血流储备分数（FFR）测量被认为在评估冠状动脉病变生理意义上更为准确。鉴于当前美国与欧洲的临床指南对于 TAVR 手术同期实施 PCI 的建议不明确，且在此方面缺乏充分的临床数据支持。因此，北欧主动脉瓣介入治疗（NOTION-3）试验的第三项研究旨在比较在计划进行 TAVR 治疗的严重房颤（AS）患者中，基于 FFR 指导的血运重建与药物治疗的效果差异。

【研究方法】

该试验是一项多中心、国际、开放标签、随机试验，涉及丹麦、芬兰、拉脱维亚和瑞典的 12 个中心。纳入严重 AS 成人患者，经多学科团队确认行 TAVR，并且直径为 2.5mm 的冠状动脉中至少有 1 次狭窄，FFR ≤ 0.80 或冠状动脉直径狭窄 > 90%。排除了预期寿命少于一年、严重肾衰竭、近期急性冠脉综合征或左主冠状动脉狭窄的患者。PCI 组患者为接受 TAVR 和完全血运重建术，而保守治疗组则接受单一 TAVR 标准治疗。主要终点是死亡、心肌梗死或紧急血运重建的复合结果。本研究采用 STS-PROM 和 SYNTAX 评分评估患者的手术风险和冠状动脉病变的复杂性。STS-PROM 评分越高，表示患者接受手术后的死亡风险越高。SYNTAX 评分越高，表示患者的冠状动脉病变越复杂，进行 PCI 的难度和风险也越高。

【研究结果】

从 2017 年 9 月至 2022 年 10 月，共纳入 455 例患者，其中 227 例患者被分配到 PCI 组，228 例患者被分配到保守治疗组。患者的中位年龄为 82 岁，67% 的患者为男性。其中 PCI 组的完全血运重建率达到 89%，且大多数 PCI 手术在 TAVR 之前完成。经过 2 年的中位随访期，PCI 组的主要终点（死亡、心肌梗死或紧急血运重建的复合结果）发生率为 26%，显著低于保守治疗组的 36%，表明 PCI 与降低主要不良心脏事件的风险相关。然而，PCI 组的出血事件发生率为 28%，高于保守治疗组的 20%，提示在进行 PCI 时需要考虑出血风险。次要终点分析也显示 PCI 组在心肌梗死、紧急血运重建和任何形式的血运重建方面的发生率较低。这些发现支持在 TAVI 手术中对符合条件的患者进行 PCI，但同时也强调了在决定是否进行 PCI 时需要综合考虑患者的个体情况和出血风险。

【研究结论】

NOTION-3 试验的结论指出，在进行 TAVR 的患者中，对于具有稳定型冠状动脉疾病和严重症状性主动脉瓣狭窄的患者，如果在 TAVR 手术中同时进行 PCI，与仅进行 TAVR 的保守治疗相比，可以降低死亡、心肌梗死或紧急血运重建的风险。然而，PCI 组的出血风险较高，因此，在决定是否进行 PCI 时需要个体化考虑，包括患者的年龄、健康状况、合并症、预期寿命及出血风险等因素。这些发现支持在 TAVR 手术中对符合条件的患者进行 PCI，但同时也强调了在决定治疗方案时需要综合评估患者的具体情况。

（山西省心血管病医院　郭彦青　吕雅萱）

（三）2024 ESC POPular PAUSE TAVI 研究：TAVI 期间暂停使用抗凝剂以降低出血风险

2024 欧洲心脏病学会科学会议上公布的 POPular PAUSE TAVI 随机对照试验表明，经导管主动脉瓣植入术（TAVI）期间，继续口服抗凝药物而不是短暂停药，并没有给患者带来任何益处，而且增加了出血风险。结果提示，随机入组到连续抗凝治疗的患者在 TAVI 术后 30 天内发生心血管死亡、脑卒中、心肌梗死、主要血管并发症或大出血的风险比间断抗凝治疗组高 1.7 个百分点。

荷兰圣安东尼医院领衔完成的这项研究是第一个为中断口服抗凝药物提供证据的随机试验。目的是评估心房颤动或其他适应证患者进行抗凝治疗的最佳方法。这些患者因主动脉瓣狭窄需要瓣膜置换术，约占所有接受 TAVI 患者的 1/3。

一些指南建议在 TAVI 前后短暂停使用抗凝药，因为该手术存在已知的出血风险。但既往的观察性研究表明，继续使用抗凝剂可以降低卒中和其他 TAVI 相关的血栓事件风险。

自 2002 年获批以来，TAVI 已成为替代外科瓣膜置换术的常见措施，其使用范围已从无法接受外科手术的瓣膜病患者扩展到高危患者，最近又扩展到低风险患者。

本研究共入选了 858 例患者，原计划验证继续使用抗凝药是否不劣于中断抗凝药。试验中几乎全部患者都接受了经股动脉路径进行的 TAVI，但综合结果表明，继续抗凝治疗的效果不佳，因为继续抗凝治疗的患者血栓栓塞事件并没有减少，而出血事件却增加，其中绝大多数与 TAVI 手术有关。

专家们认为，任何手术都会出现出血和血栓形成风险时管理抗凝药物的问题。手术时继续使用抗凝剂会有过度出血风险，因此，对继续抗凝治疗需持谨慎态度。

专家们还提出，应进一步研究手术时停抗凝药 24 小时的时间是否足够？鉴于几乎所有的出血事件都与手术有关，需要更好地探索有效措施以预防 TAVI 的出血并发症。

（首都医科大学附属北京安贞医院　李艳芳）

（四）2024 ESC RESHAPE-HF2 研究：有症状的心力衰竭患者中重度或重度功能性二尖瓣反流的经皮修复

2024 年欧洲心脏病学年会（ESC 2024）在英国伦敦现场及全球在线拉开帷幕。在大会热线会议 3 专场上，德国心血管研究中心、哥根廷大学 Stefan Anker 教授公布了 RESHAPE-HF2 试验结果。RESHAPE-HF2 试验是一项前瞻性随机对照试验，比较经导管二尖瓣修复（TEER）和指南指导药物治疗与指南指导药物治疗对心力衰竭和中度至重度功能性二尖瓣反流患者的影响。

【研究背景及目的】

在孤立的功能性严重二尖瓣反流（MR）患者中，不推荐手术二尖瓣修复或置换术。迄今为止，TEER 在严重 MR 和心力衰竭患者中的试验显示结果不一致。在 COAPT 试验中，与单独药物治疗相比，TEER 在两年内导致心力衰竭住院和全因死亡的减少。相反，MITRA-FR 试验在两年内未显示 TEER 和最佳药物治疗的全因死亡或心力衰竭住院与单独最佳药物治疗相比有任何差异。据推测，不同的药物治疗、磁共振机制和试验中心力衰竭的严重程度可能导致了不同的结果。此外，注册数据显示，约 44% 接受 TEER 的患者患有中度而非重度 MR。因此，RESHAPE-HF2 试验旨在评估 TEER 在心力衰竭和中度至重度功能性 MR 患者中的益处。

【研究方法】

在最佳药物治疗下，有心力衰竭症状和体征、3+ 或 4+ 功能性二尖瓣反流（MR）及射血分数（EF）在 20%～50% 的患者，如果在随机分配后的 90 天内因心力衰竭住院或 B 型利钠肽（BNP）大于 300pg/ml 或氨基末端脑钠肽前体（NT-pro BNP）大于 1000pg/ml，可被纳入研究。使用欧洲超声心动图协会的标准对 MR 进行分类。患者以 1 ∶ 1 的比例随机分配到经导管二尖瓣修复（TEER）加指南指导的药物治疗组或仅指南指导的药物治疗组。

有个主要终点：①在 24 个月内，首次或再次因心力衰竭住院或心血管原因死亡的复合事件发生率；②在 24 个月内，首次或再次因心力衰竭住院的发生率；③从基线到 12 个月时，堪萨斯城心肌病问卷 – 总体摘要（KCCQ-OS）评分的变化。

次要终点：在 12 个月时，二尖瓣反流（MR）等级为 2+ 或更差的比例；从基线到 12 个月时，6 分钟步行距离的变化；在整个试验期间，任何原因导致的死亡；在 24 个月内，因任何原因再次住院的发生率；在 12 个月时，纽约心脏病学会（NYHA）心功能Ⅰ级或Ⅱ级心力衰竭的比例。

【研究结果】

RESHAPE-HF2 试验共纳入了 505 名患者，其中 250 名被随机分配到 TEER 组，在 248 名尝试使用该装置的患者中，有 244 名成功使用了该装置。74.5% 的患者达到了 1+ 或更低的 MR 级别，另有 17.7% 的患者达到了 2+。大多数患者为男性，平均年龄 80 岁，60% 的患者基线时为 NYHA Ⅲ级，25% 为 NYHA Ⅱ级。2/3 的患者在过去一年内因心力衰竭住院，中位射血分数为 32%，44% 的患者为 4+ 级 MR。在 24 个月内，TEER 组首次或再次因心力衰竭住院或任何原因死亡的事件发生率为 37.0 次 /100 人年，而药物治疗组为 58.9 次 /100 人年（OR 0.64，95% CI 0.48 ～ 0.85，P=0.002）。TEER 组首次或再次因心力衰竭住院的事件发生率为 26.9/100 人年，而药物治疗组为 46.6/100 人年（OR 0.59，95% CI 0.42 ～ 0.82，P=0.002）。从基线到 12 个月时，TEER 组 KCCQ-OS 评分的平均变化为（21.6±26.9）分，而药物治疗组为（8.0±24.5）分，最小二乘平均差异为 10.9 分，（95% CI 6.8 ～ 15.0，P ＜ 0.001）。在 12 个月时，TEER 组有 90.4% 的患者 MR 等级为 2+ 或更低，而药物治疗组为 36.1%。

【研究结论】

研究结果表明，在有症状的心力衰竭和中度至重度或严重功能性 MR 患者中，TEER 可以减少 24 个月内首次或再次因心力衰竭住院或全因死亡的复合率，以及首次或再次因心力衰竭的住院率，并在 12 个月时增加 KCCQ-OS 评分。与 COAPT 和 MITRA-FR 试验不同的是，基线时的平均 EROA 更小（0.25cm^2），反映了中度至重度 MR 患者的纳入情况。鉴于左心室（LV）损伤被认为是从 TEER 中获益的预测因素，针对在不可逆 LV 损伤之前的患者可能是一个有吸引力的策略。在 RESHAPE-HF2 试验中，该试验没有发现 TEER 减少了全因死亡，这可能反映了与 COAPT 人群相比，纳入人群的整体健康状况。试验期间，SGLT-2 抑制剂的使用相对较低，基线时不到 10% 的患者正在接受治疗。长达 8 年的试验期间使用了不同代的 TEER 设备，未来的长期随访将有助于了解使用不同设备类型的患者结果。

总体而言，这项试验表明 TEER 在减少心力衰竭住院次数、心力衰竭住院和全因死亡的复合率及改善心力衰竭和 3+ 或 4+ 级功能性 MR 患者的症状方面是有益的。对这一人群的长期随访将特别有助于了解与单独使用左心室药物相比，早期治疗功能性 MR 是否会影响临床结果。

（山西省心血管病医院　郭彦青　王志鑫）

（五）2024 ESC RHEIA 研究：对严重症状性主动脉瓣狭窄的女性患者球囊扩张型 TAVR 技术可以作为首选治疗策略

2024 年欧洲心脏病学会年会（ESC 2024）举办期间，来自法国鲁昂大学医院的 Helene Eltchaninoff 教授在热线会议专场，重磅公布了 RHEIA 试验结果，凭借"女性患者行球囊扩张瓣 TAVR 术后一年临床结局更优"这一令人振奋的研究结果，引发了全球学者的热议与关注。

【研究背景与目的】

在西方国家，约有 12% 的老年人患有主动脉瓣狭窄，随着人口老龄化的加剧，预计未来几年发病率仍会持续增加，尤其是预期寿命延长的女性。有症状的重度主动脉瓣狭窄患者的介入治疗方案包括外科主动脉瓣置换术（SAVR）、经导管主动脉瓣置换术（TAVR）和球囊主动脉瓣成形术。手术风险较低的患者一般倾向于 SAVR，而手术风险中等、较高或过高的患者则倾向于 TAVR。

有限的数据表明，与 SAVR 相比，TAVR 对女性患者可能比男性患者更有效。迄今为止，大多数证据来自大型试验的亚组分析，因此有必要进行一项专门的随机试验，评估这些干预措施在女性中的结局是否存在差异。RHEIA 试验将比较 TAVR 与 SAVR 在需要主动脉瓣介入治疗的重度症状性主动脉瓣狭窄女性患者中的安全性和有效性，无论手术风险如何。

【研究方法】

RHEIA 试验是一项前瞻性随机研究，针对患有严重症状性主动脉瓣狭窄的女性患者，比较经导管主动脉瓣置换术（TAVR）与外科主动脉瓣置换术两种手术方法的安全性和有效性。该试验招募了来自欧洲 12 个国家 48 个中心的各类风险状况（除禁忌情况外）的女性患者，她们以 1：1 的比例随机分配接受第三代球囊扩张系统的 TAVI 治疗或外科主动脉瓣置换，并进行了为期一年的随访。主要复合终点是一年内全因死亡率、卒中和因瓣膜、手术相关问题或心力衰竭症状恶化导致的再住院情况。

【研究结果】

共收集在 443 例患者，平均年龄为 73 岁，TAVI 组的主要复合终点发生率（8.9%）显著低于外科手术组（15.6%；$HR\ 0.55$；95% $CI\ 0.34 \sim 0.88$；$P=0.03$）。两组之间的绝对事件发生率差异为 -6.8%，且双侧 95% CI 的上限符合非劣效性和优效性的标准。主要终点的显著降低主要归因于因瓣膜或手术相关症状或心力衰竭恶化导致的再住院率的减少。具体来说，接受经导管主动脉瓣置换术（TAVR）的患者组中，再住院率仅为 4.8%，而接受外科主动脉瓣置换手术的患者组再住院率为 11.4%（差异为 –6.6%；95% *CI*–11.9% ～ –1.4%；*P*=0.02）。而对于全因死亡率或卒中这两个指标两组间没有显著差异。TAVI 术后 1 年的新发房颤发生率更低（3.3% vs.28.8%；*P* ＜ 0.001），中位住院时间更短（4 天 vs. 9 天），但新永久起搏器置入率和轻度瓣周主动脉瓣反流的发生率较高，分别为（8.8% vs. 2.9%；*P*=0.01）和（15.5% vs. 2.4%；*P* ＜ 0.001）。

【研究结论】

RHEIA 试验作为首项针对女性群体的随机对照研究，验证了 TAVR 相较于外科主动脉瓣置换术在降低再住院率方面展现出显著的优越性。此外，TAVR 治疗还具有缩短住院时长的优势，有效减少了医疗资源的消耗。尽管研究者指出，当前研究的随访期限相对较短，更长期的随访数据将有助于进一步验证治疗效果，但现有研究结果已充分表明，在治疗严重症状性主动脉瓣狭窄的女性患者时，采用球囊扩张型 TAVR 技术可以作为首选的治疗策略。

（山西省心血管病医院　刘静祎　吕雅萱）

（六）2024 ESC Tri.fr 研究：经导管缘对缘修复术可显著降低三尖瓣反流的严重程度并改善患者 1 年后的生活质量

三尖瓣反流与心力衰竭再入院、死亡及生活质量下降密切相关。然而，鉴于临床研究证据的缺乏，哪些患者可以在三尖瓣介入治疗中获益犹未可知。2024 ESC 重磅发布了 Tri.fr 试验，结果表明经导管缘对缘修复术显著降低了继发性三尖瓣反流的严重程度，并改善患者一年后的生活质量。

【研究背景】

严重继发性三尖瓣反流（TR）患者通常生活质量下降，预后不良，许多患者因相关风险而不符合手术条件。既往研究显示经导管缘对缘修复术（TEER）在减轻 TR 严重程度和改善生活质量方面具有显著疗效，但其对硬性临床结果（如死亡率和住院率）的影响尚未充分探索。Tri.fr 试验旨在评估在最佳药物治疗（GDMT）基础上增加 TEER 是否能比单独使用 GDMT 更有效地改善这一复杂患者群体的临床结果。

【研究方法】

Tri.fr 试验是一项开放标签随机试验，选择既往 12 个月具有临床心力衰竭症状及体征的（NYHA Ⅱ～Ⅳ级），同时无法耐受外科手术的三尖瓣重度反流患者为研究对象。所有患者按 1 ∶ 1 的比例被随机分配到最佳药物治疗（GDMT）联合 T-TEER 组（GDMT+T-TEER 组），或仅接受最佳药物治疗（GDMT 组），并进行 12 个月的随访。

该研究的主要终点为纽约心功能分级的改善、患者总体评估（PGA）的健康和症状改善，以及重大不良心血管事件（MACE）的发生率，包括死亡、三尖瓣手术和心力衰竭住院。次要终点包括层级复合终点、TR 严重程度的降低、生活质量的改善（使用堪萨斯城心肌病问卷评分）、NYHA 功能分类的改善、心力衰竭住院率和全因死亡率。

纳入标准：①有症状的 Carpentier Ⅲ B 型（限制型）和（或）I 型（瓣环扩张型）重度 TR 患者，至少稳定 30 天；②植入前三尖瓣反流至少符合以下一项标准：反流容积＞ 45ml/ 心搏、反流口面积＞ 40mm^2、瓣膜收缩宽度＞ 7mm、瓣叶间隙＜ 7mm；③ NYHA 心功能分级为Ⅱ～Ⅳ，无肝硬化或腹水；④过去 12 个月内有心力衰竭症状，无论是否入院；⑤已接受至少 30 天稳定的优化治疗；⑥在经过包括至少一名心胸外科医生、一名介入心脏病专家、一名影像心脏病专家和一名麻醉师在内的专业多学科讨论后，不适合行外科三尖瓣手术。

纳入标准：①过去 3 个月内接受 Mitraclip 或其他经导管二尖瓣治疗患者；②可能干扰 Triclip 植入的既往三尖瓣手术；③因超声心动图影像受限、活动性心内膜炎、三尖瓣狭窄、瓣叶间隙＞ 10mm、

Ebstein 畸性等不适合行 T-TEER 术；④过去 3 个月内的心肌梗死或冠状动脉旁路移植手术；⑤左心室射血分数 < 35%；⑥心脏再同步治疗少于 3 个月，以及与起搏导线明显相关的 TR；⑦严重的肝肾功能不全；⑧未控制的毛细血管前性肺动脉高压。

【研究结果】

研究共纳入 300 例患者，其中 GDMT+T-TEER 组纳入 152 例，GDMT 组纳入 148 例。GDMT+T-TEER 组中 109 例患者（74.1%）的临床终点事件得到改善，而 GDMT 组仅为 58 例（40.6%），说明 GDMT+T-TEER 组明显优于 GDMT 组（$OR\ 0.67$；95% $CI\ 0.61 \sim 0.72$，$P < 0.0001$）。与 GDMT 组相比，GDMT+T-TEER 组的住院率和死亡率较低，但未发现结果有显著性差异。次要终点方面，GDMT+T-TEER 组中 93.2% 的患者三尖瓣反流 < 4 级，而 GDMT 组仅为 46.5%（$OR\ 0.73$，95% $CI\ 0.68 \sim 0.78$，$P < 0.001$）；TEER 组的 KCCQ 总分从基线到 12 个月有显著提高，而 GDMT 组则未发现（70.4 ± 2.33 vs. 55.0 ± 2.35，$P < 0.001$）；GDMT+T-TEER 组 PGA 改善情况明显优于 GDMT 组（74.6% vs. 39.5%，$P < 0.001$）；两组心血管死亡及 MCE 事件无显著差异。

【研究结论】

TRI.Fr 试验是对于手术风险高的患者采用经导管干预治疗 TR 的一个关键研究。试验结果表明 T-TEER 联合最佳药物治疗可显著改善主要终点，包括死亡、心血管住院、功能分级、生活质量。试验结果强烈建议在临床实践中广泛地考虑 TEER，特别是对于不适合手术的患者。然而其他具有特定临床特征的严重 TR 患者是否能从 T-TEER 中获得更多益处，还有待观察。随着长期研究数据的积累，TEER 有望获得全球接受，可能重塑指南，成为严重 TR 的标准治疗。

（山西省心血管病医院　陈国良　李　俐）

七、其他研究进展

（一）2024 ESC FINE-HEART 研究：支持非奈利酮对心脏、肾脏和代谢疾病具有潜在的益处

2024 年 9 月 1 日，FINE-HEART 研究结果在 2024 年欧洲心脏病学会年会热线环节发布，该研究对三项大型试验［CKD 和 2 型糖尿病患者的 FIDELIO-DKD2 和 FIGARO-DKD3 试验，以及心力衰竭（HF）患者的 FINEARTS-HF4 试验］的汇总分析未能证明非奈利酮（finerenone）能显著降低心血管死亡，但可以观察到全因死亡率、心血管事件和肾脏结局显著降低。

【研究背景及目的】

心血管 - 肾脏代谢综合征是一种将心血管疾病、慢性肾脏疾病和糖尿病联系起来的新兴疾病。三个前瞻性随机临床试验对非甾体盐皮质激素受体拮抗剂非奈利酮进行了研究，这些试验分别是 FIDELIO-DKD、FIGARO-DKD 和 FINEARTS-HF。在两项针对 CKD 合并 2 型糖尿病患者的试验中，非奈利酮已被证明可降低心血管事件和肾衰竭的风险，最近在一项针对射血分数轻度降低或保留的心力衰竭患者的试验中也被证明非奈利酮可减少心力衰竭事件的恶化。我们综合了这三个大型试验的数据，尽管没有观察到心血管死亡的显著减少，但观察到全因死亡率的显著降低，其他临床相关结果也有改善。这些证据表明，非奈利酮在兼有心血管、肾脏和代谢类疾病的高危患者群体中具有心肾获益。

【研究方法】

本研究主要对三大试验数据进行汇总分析，该分析包括来自 18 991 名参与者的数据。本研究参与者水平的汇总 FINE-HEART 分

析数据来自 CKD 和 2 型糖尿病患者的 FIDELIO-DKD2 和 FIGARO-DKD3 试验，以及心力衰竭患者的 FINEARTS–HF4 试验，并轻度降低或保留其射血分数。预先设定的主要结局是心血管死亡的时间，但是这三项试验之间心血管死亡的定义略有不同，依照心血管死亡的时间作为 FINE-HEART 的结局。这三项试验预先指定的心血管死亡结局还包括肾脏复合结局〔定义为估计肾小球滤过率（eGFR）从基线持续下降至 $\geq 50\%$，eGFR 持续下降至 $< 15\mathrm{ml}/（\min \cdot 1.73\mathrm{m}^2）$，肾衰竭和肾脏原因导致的死亡〕，心力衰竭住院，心血管死亡或心力衰竭复合住院和全因死亡。

【研究结果】

三项试验纳入 18 991 名受试者（年龄 67 岁 ±10 岁；35% 的女性）。在 2.9 年的中位随访中，非奈利酮组 4.4% 的患者发生心血管死亡，安慰剂组 5.0% 的患者发生心血管死亡（HR 0.89；95% CI 0.78 ～ 1.01；P= 0.076）。非奈利酮和安慰剂组的任何原因死亡发生率分别为 11.0% 和 12.0%（HR 0.91；95% CI 0.84 ～ 0.99；P= 0.027）。非奈利酮进一步降低了心力衰竭住院的风险（HR 0.83；95% CI 0.75 ～ 0.92；P < 0.001）和肾脏综合预后（HR 0.80；95% CI 0.72 ～ 0.90；P < 0.001）。虽然主要终点心血管死亡方面以微小差距未达到统计学显著性，但 FINE-HEART 的次要终点结果均显示与安慰剂相比，非奈利酮可获益。

【研究结论】

虽然这项大型汇总分析未能证明心血管死亡的显著减少（可能是由于对所使用的心血管死亡的定义不同及对原因不明死亡的分类差异），但是我们确实发现全因死亡和广泛的其他心肾结局显著降低。汇集这些数据总结可以作为支持非奈利酮在心脏 - 肾脏 - 代谢谱中具有改善疾病的潜在作用的补充证据。

（山西省心血管病医院　陈国良　王　宁）

（二）2024 ESC PROTEUS 研究：人工智能软件辅助 负荷超声心动图决策有利于经验不足的操作者

在 2024 ESC 科学会议期间，Upton 教授公布了 PROTEUS 研究结果，与临床决策相比，AI 辅助决策在正确选择患者进行冠状动脉造影术方面并未证明具有非劣效性。对于经验不足的临床医生，以及检查结果更难以解释的情形下，人工智能辅助决策可能更有利。

【研究背景】

为了准确诊断冠状动脉疾病（CAD）并预防心肌梗死和降低死亡率，负荷超声心动图（SE）成为常用的诊断工具。SE 通过在心脏休息和压力状态下进行超声波检查，评估患者心脏病发作和死亡的风险。然而，SE 的准确性受到临床医生专业知识和图像质量的影响，导致诊断结果在不同医生间存在较大差异。随着人工智能（artificial intelligence，AI）技术的发展，其在医疗诊断领域的应用展现出巨大潜力，有望帮助医疗专业人员更快速、更准确地诊断患者。牛津大学的 Ross Upton 博士和 Paul Leeson 教授开发的 AI 辅助诊断工具 EchoGo Pro，旨在通过结合新颖的图像特征和 AI 技术，提供 SE 图像的自动解释，以提高诊断的一致性和准确性。PROTEUS 试验旨在评估 EchoGo Pro 在实际临床环境中的效果，特别是在辅助经验较少的临床医生和处理复杂病例时的表现，以期通过 AI 技术提升所有临床医生的诊断水平。

【研究方法】

本研究是一项随机、多中心、双臂、非劣效性研究，招募 2500 例来自英国国民健康服务（NHS）医院的参与者，他们将被转诊到 SE 接受疑似 CAD 的检查。所有参与者以 1∶1 的比例随机分配到代表当前实践的对照组或干预组，临床医生将收到一份 AI 图像分析报告（EchoGo Pro，Ultromics Ltd，牛津，英国），用于图像解读，显示严重 CAD 的可能性。在随机分组后 3 个月和 6 个月进行两次远程随访，包括医疗记录审查（由研究团队进行）和2份患者报告的问卷。主要终点是临床医生决定转诊进行冠状动脉造影术的适当性，将在6个月后根据对参与者记录的审查进行评估。次要终点将评估其他健康影响，包括其他临床管理方法的适当使用、对决策可变性的影响、患者和临床医生的定性体验及健康经济分析。

【研究结果】

该研究共有85例患者在SE后被转诊进行血管造影术。在未转诊的患者中，有41例患者在6个月内出现急性冠脉综合征（非致命性心脏病发作）或心源性死亡，这表明决策不当。分析发现，AI辅助决策与临床决策相比在正确选择患者进行冠状动脉造影术方面并无劣势。在送去做血管造影的患者中，对照组36例转诊中有27例正确，AI组49例转诊中有34例正确。在本应接受血管造影术的患者中，对照组有22例，人工智能组有19例，但差异无统计学意义。进一步的分析发现，人工智能可能有利于经验不足的临床医生和已知图像较难解读的重要亚组的临床决策。

【研究结论】

PROTEUS试验表明，人工智能有可能使所有操作者（无论经验如何）达到相同的准确性水平。虽然PROTEUS试验并未显示出所有操作者之间存在有意义的差异，但人工智能诊断也可能使已知决策较为复杂的特定亚组患者受益。

【评论】

PROTEUS试验的结果为AI在心脏病诊断领域的应用提供了重要的见解。尽管该试验未能证明AI辅助决策在所有患者群体中相较于传统方法具有非劣效性，但它揭示了AI在特定临床场景中的潜在价值。特别是在经验较少的临床医生和图像解读较为困难的亚组中，AI显示出了改善决策的希望。这一发现强调了AI技术在医疗诊断中的辅助作用，尤其是在提高诊断一致性和准确性方面。

此外，研究结果也提示了AI在临床实践中的个性化应用前景。通过为不同经验和技能水平的医生提供定制化的辅助，AI有助于缩小医生之间的诊断差异，实现更公平的医疗服务。然而，要将这些潜在益处转化为临床实践，还需进一步的研究来优化 AI 算法，并在更广泛的患者群体和不同医疗环境中进行验证。

（山西省心血管病医院　郭彦青　李建伟）

（三）2024 ESC RAPIDxAI 研究：在急诊科 AI 支持的
临床决策未能改善患者预后

2024 ESC 科学会议重磅发布了 RAPIDxAI 研究表明，尽管 AI 支持的临床决策在安全性上没有问题，并且能够提高基于证据的药物治疗和冠状动脉造影检查的适当性，但它并没有减少 6 个月内心血管死亡、心脏病发作或非计划性心血管再入院的发生率。

【研究背景】

随着高灵敏度肌钙蛋白（hs-cTn）测试的广泛应用，虽然提高了对心肌损伤的识别能力，但也使得肌钙蛋白结果的解读变得更加复杂。因为除了心肌梗死（MI）外，许多其他原因也可能导致肌钙蛋白水平升高，这可能导致不必要的检查和治疗，增加风险和成本。急诊科医生通常需要迅速做出诊断决策，但他们可能没有高级心脏病学培训，且面对的患者症状往往难以区分。为了帮助医生做出正确诊断，2018 年第 4 版心肌梗死通用定义（UDMI）旨在通过区分心肌梗死和心肌损伤的分类来支持 hs-cTn 的解读。RAPIDx AI 试验旨在填补当前证据的空白，通过基于第 4 版 UDMI 的 AI 算法来支持临床决策，以期改善患者预后。

【研究方法】

RAPIDx AI 试验是一项前瞻性、多中心、开放标签、分组随机的临床试验。在南澳大利亚州的 12 家医院招募了 14 131 例到急诊室就诊并接受 hs-cTn 检测的患者。研究使用基于 AI 的决策支持系统进行的心脏评估（依据第 4 版 MI 的普遍定义）是否在心血管死亡、心肌梗死和 12 个月内非计划性心血管再住院方面优于常规护理，特别是在急诊心肌损伤患者中。研究采用集群随机化方法，将参与研究的医院急诊科按医院单位进行随机分组，干预组（AI 决策支持组）使用基于云端的 AI 机器学习算法，包括 XGBoost 和深度学习模型，为急诊医生提供实时的诊断建议和治疗推荐。对照组采用传统的临床诊断和治疗方式，无 AI 辅助。所有患者在急诊科时接受标准的初步检查，包括病史、心电图及心肌损伤标志物（如肌钙蛋白）的检测。在干预组中，机器学习算法接收这些数据后，实时分析并生成患者的心肌损伤类型（如 1 型 MI、2 型 MI、慢性损伤或正常），并为医生提供个性化的治疗推荐。随访过程中，通过州级数据联动系统，持续追踪所有患者的医疗记录和随访信息。主要终点事件是随机分组后 6 个月内发生的心血管死亡、心肌梗死和非计划性心血管再住院组成的复合终点。

【研究结果】

研究共纳入 12 家医院，6 家医院被随机分配到对照组（即不改变现有临床实践标准），6 家医院被随机分配到干预组（即实施基于人工智能的临床决策支持）。共有 3029 例心肌损伤（基于高敏感心肌肌钙蛋白升高）患者被纳入意向性治疗分析（1461 例患者在对照组医院就诊，1568 例患者在实施人工智能决策支持的医院就诊）。578 例被 AI 决策支持归类为 1 型 MI，2441 例未被归类为 1 型 MI。值得注意的是，在未被 AI 决策支持归类为 1 型 MI 的患者中，干预组进行血管造影（5.2% vs. 9.5%）、经皮冠状动脉介入治疗（percutaneous coronary intervention，PCI）（1.7% vs. 4.2%）以及血运重建（2.1% vs. 4.7%）的比例明显低于对照组。另外，在被 AI 决策支持系统归类为 1 型 MI 的患者中，相较于对照组，干预组则有更高比例获得他汀类药物治疗（81.8% vs. 68.0%）、抗血小板治疗（56.5% vs. 43.6%）和盐皮质激素拮抗剂治疗（25.7% vs. 17.5%）。

到第 6 个月时，在意向性治疗分析队列中（n=3029）共有 793 例发生了主要复合终点事件。与对照组相比，干预组的 *HR* 及 95% *CI* 为 0.99（0.86～1.14）。在只有心肌损伤的患者人群中（n=5466），

干预组的 *HR* 及 95% *CI* 为 0.92（0.82～1.04）。在纳入的全部患者人群中（*n*=14 131）共发生了 1398 例终点事件，干预组的 *HR* 及 95% *CI* 为 0.80（0.62～1.03）。在直接从急诊室出院的患者中，与对照组相比，AI 干预可能有助于减少出院后短期内的心血管事件发生率，但差异未达到统计学意义。

【研究结论】

RAPIDx AI 试验表明 AI 支持的临床决策在安全性上没有问题，并且能够提高基于证据的药物治疗和冠状动脉造影检查的适当性，但它并没有减少 6 个月内心血管死亡、心脏病发作或非计划性心血管再入院的发生率。

【评论】

RAPIDx AI 试验将现代机器学习技术引入临床实践中，探讨其是否可以改善急诊心肌损伤患者的诊断和管理。其研究结果显示，实施人工智能决策支持进行干预并没有显著降低主要终点事件的发生风险，但在纳入所有患者的分析中，干预组的胜率（win ratio）为 1.15（*P*=0.007），表明在整个患者群体中，AI 支持的干预组略有优势。AI 辅助决策在减少心血管事件的发生率方面具有一定的潜在效果。

总体而言，RAPIDxAI 研究结果提供了一项 AI 决策支持系统应用于心脏病发作诊断是否可行的证据。尽管结果显示 AI 决策支持未能改善患者预后，但该系统在优化治疗选择、减少过度治疗及改善高危患者的药物治疗管理方面展示了潜在的优势。未来研究应继续优化 AI 系统，扩大样本量，并深入探讨 AI 技术在不同患者群体中的个体化应用和长期效益。

（山西省心血管病医院　陈国良　李建伟）

（四）2024 ESC SCOFF 研究：心脏手术前常规禁食不会降低围术期风险

2024 ESC 科学会议重磅发布了 SCOFF 试验结果，研究表明对于吸入性肺炎、低血压、高血糖和低血糖的主要复合终点，不禁食不劣于禁食。不禁食的患者满意度评分明显更高。

【研究背景】

针对心脏导管室程序前的传统禁食建议，这一建议旨在减少患者在麻醉或镇静状态下吸入胃内容物的风险，以降低吸入性肺炎的可能性。然而，这种做法带来了一些不利影响，如患者不适、脱水、血糖控制问题，以及因程序延迟或取消而进行的不必要禁食。因此，本试验旨在评估在进行需要意识镇静的心脏导管室程序前不禁食的安全性和效果，以期为患者提供更优质的护理，同时减少禁食带来的不适和风险，并为未来心脏导管室程序的禁食指南提供科学依据。

【研究方法】

本研究是一项多中心、随机对照、开放性、非劣效性试验，评估了心脏导管术前不禁食相对禁食的非劣效性。纳入 716 例来自澳大利亚 6 个中心接受冠状动脉造影、经皮冠状动脉介入治疗或心脏置入式电子设备相关手术的患者。患者被随机分配到禁食组（术前 6 小时禁食固体食物，2 小时禁食透明液体）和不禁食组（鼓励患者像平常一样正常进食，但这不是强制性的）。主要复合终点包括吸入性肺炎、低血压、高血糖和低血糖，采用贝叶斯方法进行评估。次要终点包括造影剂引起的肾病、术后新入重症监护病房、术后新通气需求、术后新入重症监护室、30 天再入院、30 天死亡率、30 天肺炎和术前患者满意度。

【研究结果】

该研究共纳入 716 名患者，平均年龄 69 岁，35% 为女性，平均年龄约为 70 岁，约 27% 患者有 2 型糖尿病。在手术特征方面，两组都多数采用了经桡动脉入路，不禁食组中接受冠状动脉介入治疗的患者更多（113 例 vs. 90 例）。在手术数据方面，两组患者的住院率与镇静药物使用情况几乎一致。禁食组和不禁食组的禁食时间（IQR）分别为 13.2（8.5 ～ 15.10）小时和 3.0（1.8 ～ 4.2）小时；禁液时间（IQR）分别为 7.0（4.2 ～ 12.1）小时和 2.4（1.2 ～ 3.5）小时。在主要复合终点方面，两实验组主要复合结果符合非劣效性，不禁食组患者的主要复合终点发生率较低（19.1% vs. 12.0%），差异不具有统计学意义（0.68；95%CI 0.46 ～ 0.91）。非劣性后验概率大于99.5%，优势后验概率为99.1%。两组患者的次要终点对比，禁食与不禁食人群的造影剂肾病、术后新的无创或有创通气需求、术后再入重症监护病房，以及30天内的肺炎、再入院和死亡率都不存在统计学差异，且不禁食组的患者术前满意度更高。

【研究结论】

SCOFF 试验表明对于吸入性肺炎、低血压、高血糖和低血糖的主要复合终点，不禁食不劣于禁食。不禁食的患者满意度评分明显更高。

【评论】

结合 CHOW-NOW、TONIC 和 Fast-CIED 试验及其他观察性研究的数据，强烈表明在进行这些类型的程序时不需要禁食。取消禁食被一致证明是安全的，患者通常更倾向于不禁食，并且如果患者可以正常进食和饮水，对医疗系统也有后勤上的好处。现在是时候重新考虑临床指南中的禁食要求了。

（山西省心血管病医院　徐继尧　李建伟）

（五）2024 ESC STEEER-AF 研究：对医疗保健专业人员的教育可以改善指南的实施

2024 年 9 月 1 日，在 2024 年欧洲心脏病学会科学会议（ESC 2024）上，来自英国伯明翰大学医院的 Dipak Kotecha 教授团队公布了 STEEER-AF 的研究结果。研究表明在整个欧洲的临床实践中，对房颤（AF）指南建议的依从性很差，但针对医疗保健专业人员的结构化教育计划可提高患者的依从性。

【研究背景】

虽然 ESC 等指导方针旨在支持医疗专业人员应用最佳护理，但他们的建议往往没有在临床实践中得到实施，医疗人员的教育被认为是一个主要障碍。由欧洲心脏病学会（ESC）、欧洲心律协会（EHRA）和 ESC 卒中理事会共同开展了 STEEER-AF 试验，旨在测试结构化的医护人员教育计划是否能改善欧洲各地对房颤（AF）护理指南的依从性，这是 ESC 的首项随机对照试验。

【研究方法】

STEEER-AF 是一项在法国、德国、意大利、波兰、西班牙和英国进行的随机分组试验。治疗中心被随机分为两组。在随机分配到干预组的中心，医疗保健专业人员接受了为期 16 周的额外结构化教育计划，该计划以卒中预防、心律控制和综合护理为目标，并由当地专家培训师提供学习支持。干预组医疗保健专业人员在在线学习平台上平均花费 9.2 小时。在随机分配到对照组的中心，卫生保健专业人员只接受他们现有的教育活动。共同主要终点是在每个中心使用客观方法重新评估随机化后 6 ～ 9 个月时，每个患者对卒中预防和心律控制的 ESC Ⅰ类和Ⅲ类建议的依从性。

【研究结果】

共有来自 70 个随机中心的 1732 名房颤患者被纳入研究。平均年龄为 69 岁，37% 为女性，CHA2DS2-VASc 平均评分为 3.2 分。卒中预防指南依从性无明显改善，干预组从 63.4% 升至 67.5%，对照组从 58.6% 升至 60.9%（RR 1.10；95% CI 0.97 ～ 1.24；P=0.13）。在心律控制的指南依从性方面，观察到 51% 的显著改善，干预组从 21.4% 增加到 33.9%，对照组从 20.5% 增加到 22.9%（RR 1.51；95% CI 1.04 ～ 2.18；P=0.03）。评估房颤综合管理的 8 个领域的患者报告的次要结局也有显著改善，干预组改善至 77.0%，对照组改善至 71.0%（基线调整后改善 5.1%；95% CI 1.4 ～ 8.9；P= 0.01）。

【研究结论】

STEEER-AF 试验表明，针对医疗保健专业人员的有针对性的教育可以提高患者对指南的依从性，因为在实施方面存在很大差距，如房颤的心律控制。总体而言，房颤的护理对先前指南建议的依从性很差，需要全面重新考虑指南的构建、传播和实施方式。

（山西省心血管病医院　郭彦青　王志鑫）

（六）2024 ESC STOP–OR–NOT 研究：在非心脏大手术前停用和继续使用 RASI 的患者术后主要并发症没有差异

许多需要接受大手术治疗的高血压、糖尿病和心力衰竭患者，术前是否需要停用肾素 – 血管紧张素抑制剂（RASI）类药物，目前没有大型随机临床试验的证据支持。既往认为术前持续使用 RASI 可能导致术中低血压、肾功能能受损、急性心血管事件增加。2014 年欧洲心脏病学会和欧洲麻醉学会指南曾指出，对于高血压患者，应考虑在术前停止 RASI 治疗（弱推荐）。同年，美国心脏病学会 / 美国心脏协会发布了指南，指出围术期继续 RASI 是合理的（弱推荐）。欧洲心脏病学会 2022 年的最新指南也强调了数据的缺乏，但指出可以考虑对高血压患者停止 RASI 治疗以预防术中低血压，并对心力衰竭患者继续 RASI 治疗是可以接受的。Stop–or–Not 试验正是在此基础上，比较术前停止 RASI 治疗策略与术前继续 RASI 治疗策略对非心脏大手术后全因死亡率和术后并发症的影响。

【研究方法】

该随机临床试验包括接受 RASI 治疗至少 3 个月并计划于 2018 年 1 月至 2023 年 4 月在法国 40 家医院接受大型非心脏手术的患者。

干预患者被随机分配到持续用药组或停止用药组。持续用药组继续使用 RASI（$n = 1107$）至手术当天，停止用药组在手术前 48 小时停止使用 RASI（即他们将在手术前 3 天服用最后一剂）（$n = 1115$）。

【主要终点】

主要终点是术后 28 天内全因死亡和主要术后并发症。次要终点是手术期间低血压发作、急性肾损伤、术后器官衰竭及术后 28 天内在医院和重症监护病房的住院时间。

【研究结果】

在 2222 例患者中［平均年龄：67 岁（标准差为 10 岁）；65%为男性］，46% 的患者在基线时接受血管紧张素转化酶抑制剂治疗，54% 的患者在接受血管紧张素受体阻滞剂治疗。全因死亡率和主要术后并发症在 RASI 停药组中为 22%（1115 例患者中 245 例），RASI 延续组为 22%（1107 例患者中 247 例）［*RR* 1.02（95% *CI* 0.87～1.19）；*P*=0 .85］。RASI 停药组 41% 的患者和 RASI 延续组54% 的患者在手术期间发生低血压［*RR* 1.31（95% *CI* 1.19～1.44）］，未见统计学差异。

【研究结论】

在接受非心脏大手术的患者中，与停药策略相比，术前 RASI 的持续用药策略没有增加术后并发症的发生率。

（首都医科大学附属北京安贞医院　王喜福　连　想）

（七）2024 ESC STROKESTOP Ⅱ研究：使用心电图和 NT-proBNP 对房颤进行大规模筛查并不能 预防老年人群脑卒中风险

大多数房颤指南建议对 65 岁及以上的人进行机会性筛查，并对卒中风险高的人进行口服抗凝治疗。既往研究表明，心血管健康的标志物 NT-proBNP 是房颤和卒中事件的预测因子。然而 2024ESC 重磅发布的 STROKESTOP Ⅱ试验结果表明使用心电图和 NT-proBNP 对房颤进行大规模筛查并不能预防老年人群脑卒中风险。

【研究背景】

研究显示生物标志物 NT-proBNP 可能有助于提高房颤和卒中筛查的精准度。2020 年 STROKESTOP Ⅱ试验的基线筛查结果也表明，NT-proBNP 可作为筛查房颤患者危险分层工具，且 NT-proBNP 升高的患者需进行更深入的筛查。STROKESTOP Ⅱ试验旨在评估基于 NT-proBNP 筛查的高危患者进行多次密集心电图筛查是否会减少血栓栓塞风险；以及低水平 NT-proBNP 患者在未进行多次心电图筛查情况下的血栓栓塞风险。

【研究方法】

STROKESTOP Ⅱ 试验是一项随机对照试验，纳入年龄为 75 ～ 76 岁的 28 712 例患者。所有患者按照 1 : 1 随机分配至筛查组和对照组。对筛查组的患者测定静脉血中 NT-proBNP，NT-proBNP < 125ng/L 的患者归类为低危组，NT-proBNP ≥ 125ng/L 的患者归类为高危组，NT-proBNP > 900ng/L 的患者进行进一步诊治。所有研究对象均进行 30 秒的单导联心电图检查，如果检测到房颤，则进行进一步诊治。如果心电图显示窦性心律，高风险组的参与者需进行为期两周的延长筛查，每天进行 4 次单导联心电图检查，每次 30 秒，低风险组则没有进行进一步检查。对照组没有接受任何干预。对患者进行 5 年的随访。主要终点包括卒中和体循环栓塞（SEE）。次要终点包括因出血住院、缺血性脑卒中、出血性脑卒中、体循环栓塞或全因死亡。

【研究结果】

本研究纳入 28 712 例患者，筛查组 13 905 例，对照组 13 884 例，其中筛查组的参与率为 49.2%（6843/13 905）。所有患者的平均年龄为 76.5 岁，53.1% 为女性。筛查组 6843 例患者中有 165 例患者（2.4%）发生新发房颤。需要进行进一步心电图检查的患者平均进行了 49 次检查（试验设计规定为 56 次），依从性为 88%。与低风险组相比，高风险组新发房颤的风险显著增加（*HR* 2.42，95% *CI* 2.02 ～ 2.90）。干预组与对照组房颤累积患病率无显著差异。干预组与对照组使用口度抗凝剂的比例无显著差异。筛查组和对照组在卒中或体循环栓塞事件风险方面无统计学差异（*HR* 0.96；95% *CI* 0.86 ～ 1.06；*P*=0.412）。亚组分析发现，与对照组相比，NT-proBNP 低危组患卒中或血栓的风险降低了 41%（*HR* 0.59；95% *CI* 0.46 ～ 0.74；*P*=0.001）；NT-proBNP 高危组 5 年内发生新发房颤的风险是低风险组的 2 倍多，缺血性卒中或体循环栓塞的风险比低危组高 57%。

【研究结论】

在这项随机对照试验中，由于患者参与率较低，房颤检出率也较低，对于 75 ～ 76 岁的老年人群使用单导联心电图结合 NT-proBNP 进行筛查并不能降低卒中或体循环栓塞的风险，但可识别无须多次心电图筛查的低风险人群。此外，本研究也存在一定局限性，其一是研究仅纳入了斯德哥尔摩地区 75 ～ 76 岁的老年人，年龄段和地区较单一，降低了结果的外推性；其二是筛查参与率低于50%，接受筛查的人可能比不接受筛查邀请的人更健康，从而导致选择偏倚。因此，本研究的结论需要在更大范围的人群中开展试验来进行验证。

（山西省心血管病医院　郭彦青　李　俐）

（八）2024 ESC TIGHT-K 试验：心脏手术后补充血钾以预防房颤

2024 年欧洲心脏病学会科学会议发布了来自德国柏林夏里特医学院的 Benjamin O'Brien 教授 TIGHT-K 随机临床研究的结果：对于心脏手术后心房颤动（AFACS）预防，仅在血清钾浓度 < 3.6mmol/L 时补充钾并不亚于目前普遍采用的补钾标准（即维持血清钾浓度 ≥ 4.5mmol/L）的做法。较低的补充阈值与心律失常的增加或不良临床结局无关。

【研究背景】

钾在心脏动作电位中起着重要作用，病理性低钾血症与室性心律失常和心搏骤停有关。许多临床医生认为，血钾浓度会影响危重患者发生房颤的风险，因此，为了维持正常高水平的术后血钾浓度（≥ 4.5mmol/L），频繁补充钾是目前世界上许多中心预防 AFACS的常规做法。本研究的目的是解决关于维持正常高水平血清钾浓度对预防 AFACS 有效性的证据差距，作为第一个多中心随机临床试验，旨在确定仅在血清钾浓度＜ 3.6mmol/L（宽松控制）时补充钾是否优于在血清钾浓度＜ 4.5mmol/L（严格控制）时补充钾。

【研究方法】

TIGHT-K 是一项前瞻性、多中心、随机、非劣效性、开放标签试验。研究在英国和德国的 23 个中心进行，纳入窦性心律，计划进行单独 CABG（定义为在同一手术中没有额外的心脏或血管手术）的成年人（≥ 18 岁）。排除有心房颤动、心房扑动或心房性心动过速病史，术前高度房室传导阻滞（定义为 Mobitz 型二度房室传导阻滞或完全性心脏传导阻滞），目前或以前使用过治疗心律失常的药物，术前血清钾浓度大于 5.5mmol/L，或透析依赖性肾衰竭的患者。本实验按 1 ∶ 1 随机分配进入严格控制组（血清钾低于 4.5mmol/L 时补钾）或宽松控制组（血清钾低于 3.6mmol/L 时补钾）。试验治疗方案在患者入住术后管理机构时开始，试验治疗期在初次术后入院后 120 小时、出院时结束或 AFACS 发作时结束，以先发生者为准。在试验期间，根据当地惯例，通过护理点和正式实验室血液检查监测血清钾浓度。根据当地临床惯例选择补钾途径。所有其他治疗，包括静脉注射镁和 β 受体阻滞剂，均根据标准临床护理和临床医生的偏好给予，并记录在病例报告中。主要终点为新发 AFACS（房颤、扑动或心动过速发作，持续时间≥ 30 秒，或在整个 12 导联心电图记录中出现），并在首次入住术后管理机构 120 小时或院内被临床检测和心电图确认的 AFACS［心电图、遥测或动态心律监测仪（ambulatory heart rhythm monitor，AHRM）］。 次要终点是单独AHRM 检测到的新发 AFACS 的发生率，临床或 AHRM 发现的至少1 次 AFACS 发作的发生率，在同一时期 AHRM 发现的至少 1 次非 AFACS 心律失常的患者数量，住院死亡率，重症监护和住院时间，以及与购买和使用钾治疗相关的费用。 两个预先指定的探索性结果作为 AFACS 负担的标记：AHRM 识别的 AFACS 的平均持续时间占监测持续时间的比例及 AHRM 识别的 AFACS 患者中识别的 AFACS发作的中位数。

【研究结果】

本次研究在疗效分析中，严格控制组为 837 例，宽松控制组为 830 例。837 例严格控制患者中有 219 例（26.2%）观测到了主要终点，830 例宽松控制组患者中有 231 例（27.8%）观测到了主要终点（HR 1.7%； 95% CI -2.6% ～ 5.9%）两组间无显著差异。此外，两组在通过任何手段［临床检测和（或）心脏节律监测］检测到的房颤发生率均为 33%。在非房颤性心律失常、ICU/ 住院时间等次要终点方面，两组之间也无显著差异。宽松控制组的钾补充次数显著低于紧密控制组，且严格控制组的相关费用是宽松控制组的 4 倍。

【研究结论】

TIGHT-K 试验表明在预防 AFACS 方面，相比于较高的补钾阈值（血清钾＜ 4.5mmol/L），较低的补钾阈值（血清钾＜ 3.6mmol/L）与心律失常增加或不良临床结局无关。

【评论】

TIGHT-K 试验结果表明，宽松控制钾浓度策略在预防冠状动脉搭桥术后房颤方面与严格控制钾浓度策略同样有效，并且更具经济性和安全性。这意味着可以放弃术后常规维持高正常钾水平的做法，从而降低医疗成本，并减少患者因不必要的干预带来的风险。

（山西省心血管病医院　贾保平　李建伟）

（九）2024 ESC 研究：甲状旁腺功能减退症患者甲状腺全切术后肾脏疾病风险增加

甲状腺全切除术后，患慢性肾病（CKD）的风险升高，尤其是在患有甲状旁腺功能减退症的患者。

【研究背景】

尽管每天服用相关药物，但甲状旁腺功能减退症仍然是甲状腺全切除术后的常见并发症，而且与肾脏疾病风险增加有关。

【研究方法】

为了评估甲状腺全切除术后 CKD 的风险，研究人员从丹麦健康登记处确定了 1998 年 1 月至 2017 年 12 月接受手术的所有患者，其适应证包括甲状腺肿、癌症和甲状腺毒症。

共入选了 2421 名接受甲状腺全切除术的患者（中位年龄为 51.2 岁；79.2% 为女性），并按年龄和性别以 1∶10 的比例与普通人群中的 24 210 名患者进行匹配（所有患者的中位随访时间为 5.5 年）。

如果满足 Ⅲ 期或更高阶段的标准，即估计的肾小球滤过率 $< 60\text{ml}/(\text{min}\cdot 1.73\text{m}^2)$，并且至少相隔 90 天或更长时间进行两次测量，则认为患者存在 CKD。

术后甲状旁腺功能减退症被定义为一种新的术后并发症，需要治疗，在术后 12 个月内继续服用活性维生素 D。

【研究结果】

甲状腺全切除术后 10 年，甲状旁腺功能减退症患 CKD 的风险为 13.5%（95%CI 9.3～17.7），非甲状旁腺功能减退患者为 11.6%（95%CI 9.7～13.7）；而比较队列中的个体则为 5.8%（95% CI 5.3～6.2）。

甲状腺全切除术后患者，无论是否患有甲状旁腺功能减退症、其 CKD 的风险比均较对照队列中的个体高 2～3 倍 [调整后的风险比（HR）分别为 3.23 和 2.27；95% CI 分别为 2.37～4.41 和 1.87～2.75]。

此外，无论是否患有甲状旁腺功能减退症，既往无合并症的患者患 CKD 的风险均高于已知合并症患者（调整后的 HR 分别为 4.76 和 2.46；95% CI 分别为 3.14～7.22 和 1.88～3.21）。

甲状腺毒症患者在 5 年和 10 年后发展为 CKD 的累积发病率最高，其次是甲状腺肿患者，但癌症患者则不然。

甲状旁腺功能减退症患者中，甲状腺全切除术后需要长期服用活性维生素 D，但不恰当的应用可能会造成患 CKD 的风险增加。值得注意的是，即使在术后甲状旁腺功能正常的情况下，也会出现 CKD 风险的增加。

该研究由丹麦奥胡斯大学医院头颈外科医学博士 Rasmus Reinke 领导，文章已在线发表于《临床内分泌学与代谢杂志》上。

【研究的局限性】

本研究采用观察性设计避免了处理所有潜在、未测量的混杂因素，但来自多个数据库的数据可能导致错误编码或信息丢失。甲状腺全切除术后减少钙和活性维生素 D 摄入的临床实践和策略的差异可能会影响甲状旁腺功能减退症的患病率。

本研究获得了丹麦中部地区健康研究推进基金的资助。

（首都医科大学附属北京安贞医院　李艳芳）

指南更新

一、2024 ESC 慢性冠脉综合征
管理指南要点更新

2024 年 8 月 30 日，欧洲心脏病学会科学会议（2024 ESC）在英国伦敦拉开帷幕。会议首日，备受关注的四大指南之一慢性冠脉综合征（CCS）重磅发布，并同步发表于 *Eur Heart J*。来自意大利罗马阿戈斯蒂诺·格梅利大学医院 IRCCS 基金会的 Felicita Andreotti 博士和比利时安特卫普大学医院的 Christiaan Vrints 博士公布了《2024 ESC 慢性冠脉综合征诊断和管理指南》。

新指南中指出，目前世界范围内每 20 人中就有 1 人患有 CCS，且患病率仍在上升。CCS 已成为全球性健康问题，鉴于其可导致恶性心律失常等严重事件的发生，新版指南强调早发现、适当治疗和长期随访的重要性，关注心脏的大血管和小血管，优化了检查评估的选择和顺序。 新版指南还强调了 CCS 相关的 4 个新问题：①非阻塞性冠状动脉心绞痛（ANOCA）/缺血伴非阻塞性冠状动脉疾病（INOCA）；②评价大动脉阻塞的新评分；③诊断 CCS 相关疾病的现代非侵入性和侵入性检查手段；④健康生活方式、药物及侵入性治疗策略的新获益。

（一）CCS 定义

2024 版 ESC 指南基于病理生理学理念的扩展，首次引入了一个更新、更全面的 CCS 的定义，即 CCS 是指一系列与冠状动脉和

（或）微循环慢性疾病相关的结构和（或）功能改变而引起的临床表现或综合征。这些改变可能导致短暂、可逆的心肌血液需求与供应不匹配，导致低灌注（缺血），通常由运动、情绪或其他压力引起，并可能表现为心绞痛、其他胸部不适或呼吸困难，或无症状。虽然长期稳定，但慢性冠脉疾病往往是渐进性的，随着急性冠脉综合征的发展，随时都可能不稳定。与既往认知不同的是，新版指南中明确了 CCS 不仅是由大动脉阻塞引起的，也是由小血管功能障碍（微循环）引起的，具体而言，超过 50% 的疑似 CCS 患者可能患有由冠状动脉痉挛或微循环功能障碍引起的 ANOCA/INOCA。

（二）CCS 诊断与评估

1. CCS 症状　CCS 的临床表现并非总针对引起心肌缺血的机制，因此功能失调性微血管性心绞痛（MVA）的症状可能与血管痉挛性心绞痛，甚至大中动脉阻塞所致心绞痛的症状重叠。

CCS 患者并非总表现为典型心绞痛，并且症状因年龄和性别而异。与男性相比，女性患者的年龄通常较大，心血管危险因素负担较重，合并症更多，呼吸困难和疲劳等非心绞痛症状更常见，MVA 患病率也更高。尽管如此，新指南仍建议女性和男性接受相似的指南指导的心血管预防治疗。

2. 疑似 CCS 患者的初始管理"四步法"

第一步，临床评估。

重点评估 CCS 患者的症状和体征，鉴别胸痛的非心脏原因并排除急性冠脉综合征（ACS）。此时需记录患者的静息 12 导联心电图，进行血液检测，部分患者还应进行胸部 X 线和肺功能检查。

第二步，进一步心脏检查。

主要包括静息时的超声心动图检查，以排除左心室功能障碍和瓣膜性心脏病。随后评估阻塞性动脉粥样硬化性冠脉疾病（CAD）的临床可能性，并指导是否进行进一步的非侵入性或侵入性检查。

将危险因素纳入阻塞性动脉粥样硬化性 CAD 的经典验前概率模

型，有助于识别验前概率极低的患者（≤ 5%）。新指南强烈支持，使用危险因素加权的临床评估预测模型来估计阻塞性动脉粥样硬化性 CAD 的验前概率。根据该新预测模型，约 50%（根据 2019 版指南推荐的模型，这一概率为 19%）的被评估为胸痛的患者的大动脉阻塞可能性非常低（≤ 5%），此类患者应考虑延迟诊断检查。

冠状动脉钙化评分（CACS）是一种可靠的"简单"测试，有助于改变阻塞性 CAD 验前概率的可能性。新版指南推荐，对于验前概率较低（5% ～ 15%）的阻塞性 CAD 患者，应考虑应用 CACS 评分进行重新分类，并确定 CACS 加权临床可能性极低的个体。

对于最初评估显示阻塞性 CAD 可能性极低的患者（5% ～ 15%），可考虑进行心电图和非冠状动脉粥样硬化疾病检查，以调整验前概率可能性的估值。

第三步，诊断检查，以明确 CCS 诊断并确定患者未来事件风险。

无创解剖学或功能学检查应被视为疑似 CCS 患者的一线诊断策略。初始非侵入性诊断检查的选择应基于阻塞性 CAD 的验前概率评分、影响非侵入性诊断检查的其他患者特征、当地医院的经验及相关检查方法的可及性。

新指南指出，对于症状提示 CCS 的阻塞性 CAD 可能性低至中度的患者（5% ～ 50%），基于症状、年龄、性别和危险因素，进行冠状动脉计算机断层扫描血管造影（CCTA）可有效除外 CAD 或根据疾病解剖情况预测重大不良心血管事件风险。因此，CCTA 被新指南推荐作为除外或检测阻塞性 CAD 的首选方法。

功能成像更适合将症状与心肌缺血相关联，预测心肌存活率，以及指导冠状动脉血运重建策略的制订。

正电子发射断层扫描（PET）是计算绝对心肌血流（MBF）的首选，心脏磁共振（CMR）灌注成像可作为替代选择。

CCTA 异常的患者可选择应用二线心脏成像方法进行功能检查；功能检查异常者进行 CCTA 检查有助于患者选择有创冠状动脉造影（ICA）策略。ICA 被推荐用于以下患者，以诊断阻塞性 CAD：①验前概率评分较高或验后概率较高；②进行指南导向药物治疗（GDMT）后仍有症状的难治性患者；③低运动水平时发生心绞痛和（或）高事件风险患者。

当有 ICA 指征时，建议在血运重建前进行侵入性功能检查（如 FFR、iFR）以评估"中度"狭窄的功能学严重程度。基于 ICA 三维重建计算的 FFR 正逐渐成为基于冠状动脉压力计算的 FFR 的有效替代方案，以用于评估"中度"狭窄的功能学严重程度。

第四步，进行生活方式改善和危险因素管理，并结合药物治疗，以降低疾病风险。

患者通常需要联合使用抗心绞痛药物进行治疗。如果药物治疗无效或存在高危 CAD，则应考虑冠状动脉血运重建。如除外阻塞性 CAD 后症状仍持续，则应考虑冠状动脉微血管疾病和血管痉挛。

（三）指南指导的 CCS 治疗

1. 患者教育、生活方式改善和运动疗法　生活方式改善、危险因素控制联合改善疾病状态和抗心绞痛的药物治疗是 CCS 管理的基石。

基于以患者为中心的护理模式，进行患者和医生之间的共享决策对确定 CCS 患者的适当治疗策略至关重要，因此从长远来看患者教育是改善风险因素控制的关键。

新指南建议：根据患者需求，就心血管疾病风险和治疗获益进行知情讨论（Ⅰ，C）。采用多学科方法进行 CCS 治疗，除适当药物治疗外，还应帮助患者实现健康的生活方式（Ⅰ，A）。建议采取基于运动的多学科治疗策略，以改善心血管风险，降低心血管疾病死亡率（Ⅰ，A）。建议每周至少进行 150 ～ 300 分钟的中等强度有氧运动，或每周 75 ～ 150 分钟高强度运动，并减少久坐行为（Ⅰ，B）。推荐 CCS 患者考虑家庭心脏康复和移动健康干预，以提高患者对健康行为的长期依从性，减少住院或心脏事件（Ⅱa，B）。

2. 抗心绞痛 / 抗缺血药物　根据患者特征、合并症、联合用药、耐受性和心绞痛的潜在病理生理机制选择抗心绞痛药物（Ⅰ，C）。建议应用短效硝酸盐，以立即缓解心绞痛（Ⅰ，B）。对于大多数 CCS 患者，推荐使用 β 受体阻滞剂或钙通道阻滞剂（CCB），以控制心率和症状（Ⅰ，B）。如果 β 受体阻滞剂或 CCB 单药治疗仍无法控制心绞痛症状，则应考虑 β 受体阻滞剂和二氢吡啶类 CCB（DHP-CCB）联合治疗，除外禁忌证患者（Ⅱa，B）。应用 β 受体阻滞剂和（或）CCB 治疗控制不佳的患者，应考虑使用长效硝酸盐或雷诺嗪进行辅助治疗，在适当选择的患者中也可作为初始治疗的一部分（Ⅱa，B）。当使用长效硝酸盐时，应考虑无间歇期或低间歇期的硝酸盐类药物，以降低耐受性（Ⅱa，B）。对于左心室收缩功能障碍（LVEF < 40%）和症状控制不佳的患者，可考虑加用伊伐布雷定，作为抗心绞痛的辅助性治疗，在适当选择的患者中也可作为初始治疗的一部分（Ⅱa，B）。尼可地尔或曲美他嗪均可作为 β 受体阻滞剂和（或）CCB 治疗后症状控制不佳患者的附加治疗，也可作为适当选择的患者初始治疗的一部分（Ⅱb，B）。对于 CCS、LVEF > 40%，且无临床心衰的患者，不建议给予伊伐布雷定治疗（Ⅲ，B）。不建议伊伐布雷定与非 DHP-CCB 或其他 CYP3A4 强效抑制剂联合使用（Ⅲ，B）。不推荐硝酸盐用于肥厚型心肌病患者，或与磷酸二酯酶抑制剂合用（Ⅲ，B）。

3. 预防事件相关药物治疗　对于合并阻塞性 CAD 的 CCS 患者，通常建议应用阿司匹林或氯吡格雷进行长期单药抗血小板治疗。对于血栓风险较高、出血风险不高的 CCS 患者，可考虑应用两种抗血栓药物进行长期治疗。对于窦性心律的 CCS 患者，建议在 PCI 后进行双联抗血小板治疗（DAPT），并应根据出血风险的高低进行 1～6 个月的 DAPT 治疗。对于需要口服抗凝治疗的 PCI 后 CCS 患者，应联合口服抗凝药（OAC）和 DAPT（阿司匹林和氯吡格雷）治疗 1～4 周，随后非高缺血风险患者可进行 OAC 和氯吡格雷治疗直至 6 个月，高缺血风险患者治疗至 12 个月，之后单独进行 OAC 治疗。

值得注意的是，应用现代薄支架进行 PCI，或可安全地缩短非高缺血和（或）高出血风险患者的 DAPT 时间。另外，在部分 CCS 患者中，新型降脂药物、代谢和抗炎药物应用或可降低不良心血管事件风险。

此外，根据《2024 年 ESC 慢性冠状动脉综合征（CCS）指南》，氯吡格雷的推荐包括以下内容。

（1）替代阿司匹林的安全有效选择：在 CCS 患者中，特别是那些曾有心肌梗死或远期 PCI 史的患者，建议使用氯吡格雷每日 75mg 作为阿司匹林单药治疗的安全有效替代选择（I，A）。

（2）PCI 后抗栓治疗：对于 CCS 患者在 PCI 支架置入后，没有口服抗凝治疗指征的情况下，推荐 DAPT，即阿司匹林 75 ～ 100mg 和氯吡格雷每日 75mg，持续最多 6 个月，作为默认的抗栓策略（I，A）。

（3）高出血风险患者的 DAPT 调整：对于高出血风险但非高缺血风险的患者，建议在 PCI 后 1 ～ 3 个月停止 DAPT，并继续单一抗血小板治疗（I，A）。

（4）口服抗凝治疗（OAC）患者的三联抗栓治疗：对于需要口服抗凝治疗且接受了 PCI 的患者，建议早期（≤ 1 周）停止阿司匹林，随后继续 OAC 和氯吡格雷的治疗，非高缺血风险患者最多 6 个月，较高缺血风险患者可持续至 12 个月，然后仅继续 OAC 治疗（I，A）。这些建议说明氯吡格雷在 CCS 患者中的应用，主要集中在抗栓治疗和高出血风险患者的药物调整策略中。

4. CCS 的降脂治疗　新版 ESC 指南重要的更新点之一是降脂目标调整为 LDL-C ＜ 1.4mmol/L，LDL-C 与基线相比降低≥ 50%，2024 版中国指南也强调了 LDL-C 降幅＞ 50% 的获益。对于复发性动脉粥样硬化血栓事件同时服用最大耐受性他汀类药物的患者，可考虑将 LDL-C 目标设为＜ 1.0mmol/L。2024 版 ESC 建议对所有 CCS 患者采用最高耐受剂量的高强度他汀类药物，以实现 LDL-C 达标，他汀类药物治疗不达标时建议与依折麦布联合使用。我国指南则推荐中等强度他汀类药物作为降脂达标的起始治疗，他汀类药物治疗不达标或预期不达标者，可考虑他汀 / 依折麦布固定剂量复方制剂。对于 PCSK9 抑制剂的推荐，ESC 指南推荐对于使用最大耐受剂量他汀联合依折麦布治疗仍未实现 LDL-C 达标的患者，推荐联合使用 PCSK9 抑制剂。而中国指南推荐，预期他汀联合依折麦布难以实现 LDL-C 达标的超高危患者，可直接启动他汀联合 PCSK9 抑制剂治疗。区别于中国指南，2024 版 ESC 指南中新增了贝派地酸三线治疗的推荐。从整体内容上来看，无论是患者风险评估方面还是抗栓、降脂治疗流程，2024 版中国 CCS 指南与 2024 版 ESC 指南基本一致，也体现了我国临床理念与实践逐渐与国际接轨，未来，期待在这些指南的引导下，我国的 CCS 管理水平得到全面提升。

2024 ESC-CCS 指南推荐，最大耐受剂量他汀或高强度他汀作为所有 CCS 患者的一线降脂药物，同时指出很多 CCS 患者单独应用他汀不足以实现 LDL-C 达标，需要联合降脂治疗；且指南首次纳入创新小干扰 RNA（siRNA）药物英克司兰："英克司兰是一种小干扰 RNA 药物，每隔 3 ～ 6 个月皮下注射一次，联合或不联合他汀治疗，可降低 LDL-C 水平约 50%。"

英克司兰作用机制区别于 PCSK9 单克隆抗体，基于生物体内天然的 RNA 干扰机制，上游阻断肝细胞内 PCSK9 蛋白合成，进而使肝细胞表面 LDL 受体水平增加，降低血液 LDL-C 水平。在 2024 ESC-CCS 指南中，英克司兰与 PCSK9 单抗分属于两种不同种类的降脂药物。

目前，英克司兰已积累较多循证医学证据，2024 ESC 会议期间也将陆续公布更多新进展。既往英克司兰 III 期临床研究数据显示，英克司兰在中国人群中 LDL-C 降幅达 61%。在 ORION-8 研究中，部分患者接受治疗最长时间达 6.8 年，结果证实，长期应用英克司兰的 LDL-C 达标率约 80%，疗效持久、稳定且安全性良好。

5. 肾素 - 血管紧张素 - 醛固酮系统抑制剂（RAASi）/ 血管紧张素受体脑啡肽酶抑制剂（ARNI） 2024 指南指出，在 CCS 患者中，如果存在高血压、糖尿病或心力衰竭等特定合并症，推荐使用 ACEI 或 ARB。2024 ESC-CCS 指南还介绍了沙库巴曲缬沙坦的益处：对于 LVEF ≤ 35%（占缺血性病因的 60%）患者，沙库巴曲缬沙坦被证实较 ACEI 更显著降低心力衰竭住院和心血管死亡风险。而且，沙库巴曲缬沙坦可通过降低左心室壁压力和改善冠状动脉循环，来减少心肌缺血。事后分析也证实，沙库巴曲缬沙坦较 ACEI 可显著降低冠状动脉事件。

6. 钠－葡萄糖协同转运蛋白 2 抑制剂（SGLT2i）和胰高血糖素样肽－1 受体激动剂（GLP-1RA）　2024 ESC-CCS 指南新增对 SGLT2i 和 GLP-1RA 的推荐，对于 2 型糖尿病（T2DM）合并 CCS 患者，无论其基线或目标 HbA1c 如何，也无关降糖药物的使用，均建议使用 SGLT2i 或 GLP-1RA，以减少心血管事件。

7. 抗炎治疗　2024 ESC-CCS 指南新增对抗炎药物的推荐：对于动脉粥样硬化性 CAD 的 CCS 患者，应考虑使用低剂量秋水仙碱（0.5mg，每日 1 次），以减少心肌梗死、脑卒中风险和对血运重建治疗需求。

8. CCS 的血运重建治疗　新版指南中对冠状动脉血运重建适应证的推荐与上一版指南相似，即进行单纯药物治疗后仍有缺血症状和（或）左主干、左前降支近端或多支心外膜动脉重大疾病患者。新指南建议，根据个人情况、冠状动脉解剖结构、手术因素、患者偏好和预期结局来选择最适合的血运重建策略。如果可能，广泛动脉疾病患者，尤其是罹患糖尿病或 LVEF 降低的患者可进行手术治疗，其或较 PCI 更可取。

当选择 PCI 血运重建时，进行影像学指导有利于改善即时和长期结局，尤其是在冠状动脉解剖结构较为复杂的情况下。新版指南推荐，解剖结构复杂的病变，尤其是左主干、真性分叉和长病变患者，可在 IVUS/OCT 指导下进行 PCI（I，A）。有国人研究循证依据的 QFR 也为多支病变指导介入治疗的 1a 类的适应证。

对于合并功能性多支冠状动脉疾病的 CCS 患者，进行心肌血运重建较单独 GDMT 治疗更有利于改善患者的长期症状，预防自发性心肌梗死和降低心血管死亡风险。

对于左心室功能正常且无明显左主干或左前降支近端病变的 CCS 患者，仅通过 GDMT 进行心肌血运重建并不能延长总生存期。

在合并左心室功能降低和缺血性心肌病的 CCS 患者中，与单独 GDMT 相比，通过手术进行血运重建可延长长期随访的总体生存期。

从临床及解剖学角度，不合并左主干冠状动脉疾病（LMCAD）的复杂多支 CAD 患者，尤其是罹患糖尿病的患者，可选择 CABG 或 PCI 血运重建策略。但现有证据提示，此类患者进行 CABG 的总生存期较 PCI 更长。

对于在临床和解剖学上适合进行两种血运重建方式的患者，PCI 或较手术血运重建的治疗需求更大；与多血管冠状动脉疾病解剖的严重程度无关，且在目前的手术技术和支架技术前提下，这一现象仍然存在。

对于有持续症状的疑似 ANOCA/INOCA 患者，如果 GDMT 治疗效果不佳，则可进行侵入性冠状动脉功能检查，以确定潜在的内在型（endotype）。内在型的特征对于指导 ANOCA/INOCA 患者进行适当的药物治疗至关重要。

（四）强调长期治疗依从性：建议简化药物方案以提高依从性

2024 ESC-CCS 指南新增长期随访和护理章节，明确提出指南指导的药物是有效管理 CCS 和预防后续心血管事件的关键，但效果取决于患者对治疗的依从性和持久性。药物治疗依从性可能受到方案复杂性等因素的影响。2024 指南建议简化药物治疗方案以提高患者对药物的依从性，其他改善依从性措施还包括利用移动医疗、行为干预等。

2024 ESC–CCS 指南在诊断管理、药物治疗和血运重建策略等方面均新增大量推荐意见，现将其中Ⅰ类推荐、A 级证据的更新汇总如下（表 1）。

表 1　Ⅰ类推荐、A 级证据更新

推荐意见	推荐分类	证据级别
疑似阻塞性 CAD 患者初诊管理中的无创解剖影像学检查 –CCTA（如果有，并得到当地专家支持）		
对于疑似 CCS 且阻塞性 CAD 验前概率低或中（＞ 5% ～ 50%）的个体，建议使用 CCTA 来诊断阻塞性 CAD 并估计 MACE 风险	Ⅰ	A
疑似阻塞性 CAD 个体进行有创冠状动脉造影（ICA）的指征		
当需要 ICA 时，建议将桡动脉通路作为首选通路部位	Ⅰ	A
当需要 ICA 时，建议进行冠状动脉压力评估，并在血运重建前使用它来评估中间非左主干狭窄的功能严重程度	Ⅰ	A
有创冠状动脉造影期间心外膜动脉狭窄严重程度的功能评估		
在 ICA 期间，建议使用以下技术选择性评估中等直径狭窄的功能严重程度，以指导血运重建决策：		
·FFR/iFR（分别为显著≤ 0.8 或≤ 0.89）	Ⅰ	A
确诊 CCS 患者的心血管风险、生活方式改变和运动干预		
除了适当药物管理外，还推荐采用多学科行为方法帮助患者实现健康的生活方式	Ⅰ	A
CCS 患者的抗栓治疗		
CCS 患者的长期抗栓治疗，无明确的口服抗凝适应证		
既往有心肌梗死或 PCI 的 CCS 患者，建议每天服用氯吡格雷 75mg 作为阿司匹林单药治疗的安全有效替代	Ⅰ	A
冠状动脉旁路移植术（CABG）后，建议终身每天服用 75 ～ 100mg 阿司匹林	Ⅰ	A
CCS 患者的降脂治疗		

推荐意见	推荐分类	证据级别
建议降脂治疗目标为 LDL-C < 1.4 mmol/L 且较基线降幅 ≥ 50%	I	A
SGLT2i 和（或）GLP-1RA 治疗 CCS 患者		
建议 T2DM 合并 CCS 患者使用已证实有心血管获益的 SGLT2i 以减少心血管事件，无论基线或目标 HbA1c 如何，也无论同时使用何种降糖药物	I	A
CCS 患者的血运重建		
评估手术风险和术后结局		
建议在血管内超声（IVUS）或光学相干断层成像（OCT）的冠状动脉内影像学引导下对解剖结构复杂的病变进行 PCI，特别是左主干、真性分叉和长病变	I	A
冠状动脉内压测量（FFR 或 iFR）或计算（QFR）： ·推荐用于指导多支血管疾病患者干预的病灶选择	I	A
CCS 患者的血运重建模式		
左主干疾病		
对于手术风险低且左主干冠状动脉狭窄严重的 CCS 患者，CABG:		
·推荐使用 CABG 优于单独药物治疗，以提高生存率	I	A
·鉴于自发性心肌梗死和重复血运重建的风险较低，建议将其作为首选血运重建模式，优于 PCI	I	A
·对复杂性较低的显著左主干冠状动脉狭窄（SYNTA 评分 ≤ 22 分）的 CCS 患者，PCI 可提供与 CABG 相当的血运重建完整性，鉴于 PCI 的侵入性较低且生存率非劣效，推荐将 PCI 作为 CABG 的替代方法	I	A
CCS 患者伴心力衰竭的管理		
建议 CCS 伴心力衰竭患者参加多学科心力衰竭管理计划，以降低心力衰竭住院风险，并提高生存率	I	A
非阻塞性冠状动脉心绞痛 / 缺血患者的诊断和管理		

续表

推荐意见	推荐分类	证据级别
ANOCA/INOCA 的管理		
治疗孤立性血管痉挛性心绞痛： ·建议使用钙通道阻滞剂控制症状，并预防缺血和可能致命的并发症	I	A
非阻塞性冠状动脉心绞痛 / 缺血患者的诊断和管理		
建议采取移动健康干预措施（如使用短信、应用程序、可穿戴设备）来提高患者对健康生活方式和药物治疗的依从性	I	A

展望未来，由于 ANOCA/INOCA 的患病率较高，且 MACE 风险较高，因此亟须探索更有效的诊断和治疗策略。

目前，CCS 患者进行特定生活方式治疗的获益尚未明确，仍需进行进一步研究证实。CCS 相关健康政策在公共场所的实施情况不佳，未来仍需进行更多研究以证实其获益，促进其实施。

（中国医学科学院阜外医院　曹芳芳）

二、2024 ESC 房颤指南要点解析

房颤（atrial fibrillation，AF）是全球范围内最常见的心律失常之一，对患者的生活质量和健康构成了严重威胁。随着人口老龄化和心血管疾病风险因素的增加，房颤已成为严重影响患者生活质量和预后的重要公共卫生问题。房颤不仅增加了卒中和心力衰竭的风险，还与全因死亡率的升高密切相关。欧洲心脏病学会（European Society of Cardiology，ESC）制定的房颤管理指南在全球范围内具有重要的指导意义。随着临床研究的不断深入和新的治疗策略的出现，ESC 指南也在不断更新，以反映最新的证据和最佳的治疗方案。2024 年新版 ESC 房颤指南在此背景下发布，旨在为临床医生提供更全面和个体化的房颤管理策略。新版指南的一个重要更新是提出了 AF–CARE 的共病和风险管理理念。AF–CARE 强调在房颤管理中综合考虑共病、风险因素和患者个体需求的重要性。这一理念的引入，标志着房颤管理从单纯的节律和心率控制，向更加全面的患者护理转变。本指南解读旨在详细阐述 2024 年新版 ESC 房颤指南的主要更新内容，特别是 AF–CARE 理念的背景、组成和临床应用。通过对共病管理、风险因素控制、患者护理、抗凝治疗、节律和心率控制，特殊人群以及教育和随访等方面的深入探讨，期望为临床实践提供有价值的参考和指导。

（一）ESC 房颤指南的发展历程

欧洲心脏病学会自 20 世纪末以来一直致力于制定房颤管理指南，旨在为临床医生提供基于最新研究和最佳实践的指导。随着对房颤病理生理学认识的加深和治疗方法的进步，ESC 房颤指南经

历了多次更新，不断完善和丰富其内容。2001 年 ESC 发布了首版房颤管理指南，主要关注房颤的诊断和基础治疗策略，包括心率控制、心律控制和抗凝治疗。这一版本为后续指南奠定了基础。2006 年更新的第 2 版指南引入了新的风险评估工具和治疗方法，强调了个体化治疗的重要性。新增了对导管消融等介入治疗的讨论，反映了技术进步对房颤管理的影响。2010 年 ESC 与欧洲心律学会（EHRA）等多家组织联合发布新指南，这一版本提出了 CHA_2DS_2-VASc 评分系统，用于更精确地评估卒中风险。同时，HAS-BLED评分被引入用于出血风险评估。这些工具的引入大大优化了抗凝治疗的决策过程。2012 年又针对新型口服抗凝药物（NOAC）的出现进行了焦点更新，提供了关于这些药物在房颤管理中应用的具体建议，标志着抗凝治疗进入了一个新的时代。2016 年指南强调了综合管理的概念，提出了"CC to ABC"的策略，即从"复杂的分类（complex classification）"转向"简化的 ABC 路径"。"ABC"代表"避免卒中（A：avoid stroke）、更好症状管理（B：better symptom management）、心血管和共病优化（C：cardiovascular and comorbidity optimization）"。2020 年版指南又进一步完善了 ABC 路径，强调以患者为中心的综合管理理念并新增了关于生活方式干预、数字健康和患者参与的内容。2024 年 ESC 房颤管理指南在多个关键领域进行了重要更新，强调了早期诊断和筛查的重要性，特别是通过可穿戴设备和远程监控技术识别无症状房颤；明确了抗凝治疗的个性化，更新了 CHA_2DS_2-VASc 评分的应用，并确定新型口服抗凝药物为首选；突出早期节律控制对长期健康和心血管预后的益处，倡导尽早实施节律控制策略；强调多学科综合管理的重要性，通过协作控制高血压、糖尿病、肥胖等风险因素。在新版指南中"AF-CARE"作为核心概念被正式引入，为房颤患者的综合护理和个体化管理提供了明确的框架。

（二）AF-CARE 理念的详细解读

AF-CARE 主要包含以下 4 个关键要素。

C（合并症和风险因素管理）：合并症和风险因素的管理是房颤综合治疗的基础。高血压、糖尿病、心力衰竭、肥胖症和睡眠呼吸暂停等合并症都会加重房颤的症状和进展。有效控制这些合并症和风险因素可以降低房颤的发生率和复发率，并通过积极管理血压、血糖和体重等指标减少如脑卒中和心力衰竭等并发症的风险，提高抗心律失常药物和导管消融等治疗的成功率。

A（预防脑卒中和血栓栓塞）：脑卒中预防是房颤管理的重点之一。AF-CARE 框架强调对房颤患者进行个体化的抗凝治疗，确保患者的卒中风险得到有效控制。推荐使用 CHA_2DS_2-VA 评分（不考虑性别）来评估血栓栓塞风险，并根据评分结果决定是否进行抗凝治疗。对于 CHA_2DS_2-VA 评分 ≥ 2 分的患者，推荐使用口服抗凝药物；评分为 1 分的患者，应考虑抗凝治疗。指南推荐优先使用新型口服抗凝药物（NOAC），减少传统抗凝药物（如华法林）带来的不便和风险。对于有出血风险的患者，个体化的抗凝策略能够确保安全和疗效。

R（心室率和心律控制）：症状的有效控制对于提高患者的生活质量至关重要。AF-CARE 在这一支柱中包含通过药物调节心率，减轻心悸、胸闷等症状的心室率控制；采用抗心律失常药物或导管消融等方法恢复和维持窦性心律的心律控制，以及根据患者症状的严重程度、生活方式和偏好选择最适合的治疗方法的个体化控制。早期干预的节律控制被认为对长期预后有积极影响。

E（评估和动态再评估）：房颤的管理是一个持续的过程，需要不断的评估和调整，定期随访并监测治疗效果和疾病进展，并及时发现新的问题，根据评估结果，优化药物剂量、添加或替换治疗方法并提高患者的自我管理能力，增强治疗依从性。动态再评估确保了治疗的有效性和安全性，满足患者不断变化的医疗需求。

传统的房颤管理往往关注单一的治疗目标，如仅强调抗凝或心律控制，容易忽视其他重要因素。AF–CARE 理念则倡导同时关注合并症、卒中预防、症状控制和持续评估，提供全方位的护理的综合管理。AF–CARE 理念的引入，标志着房颤管理进入了一个更加全面和个体化的新时代。通过整合合并症管理、脑卒中预防、症状控制和持续评估，AF–CARE 为临床实践提供了一个清晰而有效的路径，旨在全面改善房颤患者的健康结局。

（三）合并症和风险因素管理

众多合并症与房颤的复发和进展密切相关。管理这些共病也是成功实施房颤患者其他护理措施的关键。有证据表明，高血压、心力衰竭、糖尿病、肥胖和睡眠呼吸暂停等疾病，以及增加身体活动和减少酒精摄入等生活方式的改变，对房颤的管理具有重要意义。识别和治疗这些共病和风险因素群是有效房颤治疗的核心组成部分。在一项对 22 项基线存在房颤的随机试验进行的个体参与者的荟萃分析中表明，收缩压降低 5mmHg 可使主要心血管事件的风险降低 9%（HR=0.91；95% CI 0.83 ～ 1.00），这一效果在房颤患者和窦性心律患者中均一致。在房颤患者中，高血压通常与其他可改变和不可改变的风险因素并存，这些因素都会导致房颤的复发、再次入院及在心律控制后持续存在的症状。因此，血压的最佳控制应被视为房颤治疗的重要组成部分，并应在综合风险因素管理策略中加以实施。尽管大多数研究集中于临床结局，但有限的高血压药物对比数据表明，使用血管紧张素转化酶抑制剂（ACEI）或血管紧张素受体阻滞剂（ARB）可能在预防房颤复发方面更为有利。较 2020 版 ESC 房颤指南而言，指南强调了强化降压（130/80mmHg 以下）对于合并高血压的房颤患者预防心血管不良预后的重要性，增加了有效的血糖管理在合并糖尿病的房颤患者中的推荐，以减少房颤的负担、复发和恶化。

治疗射血分数减低的心力衰竭（HFrEF）的新药如依普利酮、沙库比曲 - 缬沙坦和钠 - 葡萄糖协同转运蛋白 -2 抑制剂（SGLT2i）的随机对照试验中包含了大量合并房颤的患者，且无证据显示房颤状态会影响它们降低心血管死亡率或心力衰竭住院率的疗效。关于 HFrEF 合并房颤患者的心脏再同步治疗（CRT），2021 年欧洲心脏病学会的心脏起搏和心脏再同步治疗指南进行了详细讨论，特别强调了确保有效的双心室起搏（如通过房室结消融达到低阈值）的重要性。对于射血分数轻度降低（LVEF 41% ～ 49%）的心力衰竭合并房颤患者，通常应按照射血分数轻度减低的心力衰竭指南进行治疗，尽管目前针对房颤的证据仍然有限。针对射血分数保留的心力衰竭（HFpEF）合并房颤的治疗，来自多个大型试验的预设房颤亚组数据显示，SGLT2 抑制剂如达格列净、恩格列净和索他列净能够有效改善预后，这也是首次强调 SGLT2i 对于治疗房颤合并不同射血分数的心力衰竭患者的基石地位。适当的心力衰竭管理可能减少房颤的复发，例如通过减少不利的心房和心室重构，但具体治疗的数据仍然有限。在"常规与积极的上游心律控制预防心力衰竭早期房颤"（RACE 3）试验中，轻度至中度心力衰竭患者接受了包括 ACEI/ARB、盐皮质激素受体拮抗剂、他汀类药物和心脏康复在内的综合治疗，结果显示在 12 个月的动态监测中窦性心律的维持率有所提高。然而，这一益处在 5 年的随访中未能持续，可能与最初 12 个月后缺乏持续干预有关。

约 1/4 的房颤患者同时患有糖尿病，且合并糖尿病和房颤的患者预后更差，死亡率和心血管事件的发生率更高，因此这两种疾病的共病已成为一项重要的公共卫生挑战。此外，糖尿病还是影响血栓栓塞风险的主要危险因素之一。研究显示，在房颤导管消融术后，糖尿病和较高的糖化血红蛋白水平与住院时间延长和房颤复发率增加相关。在队列研究中，作为综合风险因素管理的一部分，对糖尿病的有效管理与房颤症状的减轻、疾病负担的降低、房颤类型的逆转（从持续性房颤转变为阵发性房颤或无房颤）及窦性心律维持的改善相关。然而，强有力的证据仍然有限，不同降糖药物对房颤的影响也各不相同。基于在糖尿病和房颤患者中使用 SGLT2i 和胰高血糖素样肽 -1 受体激动剂的最新实验数据也表明了 SGLT2i 在房颤合并糖尿病患者管理中的重要作用。

较 2020 版 ESC 房颤指南，新指南还新增了对于合并肥胖、睡眠呼吸暂停及过量饮酒的房颤患者治疗推荐，对于合并肥胖或超重的房颤患者，指南将通过减重超过 10% 以改善症状和降低房颤负荷的推荐级别从 IIa, B 提升至 I, B。然而，针对这一推荐的证据仍然相对不足，特别是对于房颤消融术后患者减重带来的益处仍存在争议，需要进一步的研究支持。此外，指南更新了限制过量饮酒（≤ 30g/周）和增加运动以降低房颤复发的推荐等级，从 IIa 提升至 I 级推荐。由于目前研究结果存在争议且缺乏可靠的随机对照试验，指南不建议单纯依赖基于症状的问卷对房颤患者进行睡眠呼吸暂停的筛查（III, B 类推荐）。同时，对于合并睡眠呼吸暂停的房颤患者，持续气道正压通气等直接治疗的推荐等级较低（IIb, B 类推荐），主要是由于相关临床研究结果不一致，尚需进一步研究支持。

（四）预防脑卒中和血栓栓塞

在新版指南中，房颤卒中风险评分已移除了过去在 CHA_2DS_2-VASc 评分中使用的性别因素（Sc）。这是因为女性性别仅作为一个与年龄相关的卒中风险修正因素，而非独立的卒中危险因素。纳入性别因素使临床实践对医疗专业人员和患者而言更加复杂，同时也忽略了那些自我认同非二元性别、跨性别或正在接受性激素治疗的个体。因此，指南建议，在缺乏其他经过当地验证的替代方案的情况下，临床医生和患者应使用不包含性别因素的 CHA_2DS_2-VA 评分来辅助口服抗凝药物治疗的决策（即不考虑出生性别或性别标准）。在对低风险患者进行进一步研究之前，建议 CHA_2DS_2-VA 评分为 2

分或以上的患者接受 OAC 治疗，评分为 1 分的患者应考虑抗凝，并采用以患者为中心的多学科共同制订的管理方式。这一更新看似变化较大，但实际上，无论是最新的中国房颤指南，还是美国心脏协会 / 美国心脏病学会（AHA/ACC）房颤指南，在应用房颤卒中风险评估以指导口服抗凝治疗的启动时，都未将女性性别作为独立的卒中风险评估因素（2023 年中国房颤指南和 AHA/ACC 2023 指南均建议，对于卒中风险评分男性≥ 2 分或女性≥ 3 分的患者，应使用抗凝治疗）。此外新版指南推荐对于所有合并肥厚型心肌病或心脏淀粉样变性的房颤患者，无论其卒中风险评分如何，均应启动口服抗凝治疗（Ⅰ级，B 类推荐）。此外，鉴于近期发表的 NOAH-AFNET6 和 ARTESiA 两项随机对照试验，对于通过无症状设备检测出亚临床房颤且血栓栓塞风险升高的患者，除外出血风险高者，可考虑给予直接口服抗凝治疗以预防血栓事件（Ⅱb 级，B 类推荐）。抗凝药物的选择方面，新版指南较 2020 版 ESC 房颤指南无太大变化，仍推荐首选 DOAC（Ⅰ级，A 类推荐）。新版指南不建议房颤患者在口服抗凝药物的基础上联合应用抗血小板治疗来预防缺血性卒中和血栓栓塞事件。抗血小板药物如阿司匹林和氯吡格雷，不能替代 OAC。在 ACTIVE W 试验（房颤患者中使用氯吡格雷联合厄贝沙坦预防血管事件的研究）中，阿司匹林和氯吡格雷的双重抗血小板治疗在预防卒中、全身性栓塞、心肌梗死或血管性死亡方面的效果劣于华法林（事件年发生率分别为 5.6% 和 3.9%；P=0.0003）。此外，AVERROES 试验（比较阿哌沙班与阿司匹林在维生素 K 拮抗剂治疗失败或不适合使用维生素 K 拮抗剂的房颤患者中预防卒中的研究）显示，与阿司匹林相比，阿哌沙班显著降低了卒中或全身性栓塞的发生率（风险比 HR=0.45；95% 置信区间 CI 0.32 ～ 0.62；P < 0.001），且在大出血方面无显著差异（阿哌沙班组发生 11 例颅内出血，阿司匹林组为 13 例）。在临床实践中，口服抗凝药物与抗血小板药物（尤其是阿司匹林）常在缺乏充分适应证的情况下被联合使用。当抗血栓药物联合应用时，出血事件的发生率更高，而在预防卒中或死亡方面未观察到明

确的益处。一般而言，抗血小板药物与抗凝剂（DOAC 或维生素 K 拮抗剂）的联合应用应仅限于患有急性血管疾病（如急性冠脉综合征）的特定患者。在 COMPASS 试验（比较抗凝策略对心血管结局的影响）的亚组分析中，低剂量利伐沙班（2.5mg）联合阿司匹林可降低慢性血管疾病患者的卒中风险，但这一结果不能推广至房颤患者。

尽管口服抗凝剂显著降低了房颤患者缺血性卒中的风险，但仍存在残余风险，包括与房颤无关的卒中机制、不依从治疗、剂量不足，或尽管充分抗凝仍发生血栓栓塞。新版指南对左心耳闭合用于预防栓塞事件的风险做出了重大更新。指南建议，在接受心脏外科手术的房颤患者中，左心耳闭合被推荐作为口服抗凝治疗的辅助手段，以预防缺血性卒中和血栓栓塞（从Ⅱb级、C 类推荐提升为Ⅰ级、B 类推荐）。这一调整主要得益于 LAAOS 系列随机对照试验所获得的显著结果。然而，主要由于缺乏高质量的临床研究和确凿的获益证据，指南继续维持了左心耳封堵术在房颤卒中预防中的推荐，但其证据等级较之前有所下降（由Ⅱb级、B 类推荐降为 C 类推荐）。值得注意的是，目前有多项正在进行的 RCT 研究，包括 CLOSURE-AF、CHAMP 和 ION-AF。这些研究将有望解答经皮左心耳封堵术在预防缺血性脑卒中和血栓栓塞方面的有效性，无论患者是否存在长期抗凝治疗的禁忌证。对于出血风险评估，指南不再推荐首先使用 HAS-BLED 等评分来决定是否开始或停止 OAC，而是强调评估和管理可纠正的出血风险因素，如控制高血压、减少酒精摄入等。出血处理应包括评估出血部位和严重程度，必要时采取特定的逆转措施。恢复 OAC 的决定应基于出血的严重程度和原因，未能恢复 OAC 会增加心肌梗死、卒中和死亡的风险，但在无法控制的严重出血情况下，持续出血的风险可能超过抗凝治疗的益处。

（五）心室率和心律控制

新版指南指出心率控制在改善症状方面仍具有积极意义，并建

议将宽松的心率控制目标作为初始策略，即将心率（HR）控制在
＜ 110 次 / 分。除非患者持续存在症状或怀疑存在心动过速诱发的心
肌病，否则无须设定更严格的目标。一项针对永久性房颤患者心率
控制效果的随机对照试验表明，宽松的心率控制目标（HR ＜ 110 次
/ 分）并不劣于严格的心室率控制目标（静息时 HR ＜ 80 次 / 分，运
动时 HR ＜ 110 次 / 分）。同时，AFFIRM（心房颤动节律管理的随
访调查）和 RACE（心率控制与电复律比较）研究的联合分析也支持
宽松的心率控制目标。新指南指出，对于药物控制心室率，建议将 β
受体阻滞剂（适用于任何射血分数）、地高辛（适用于任何射血分数）
或地尔硫䓬 / 维拉帕米［适用于左心室射血分数（LVEF）＞ 40%］
作为房颤患者急性期的初始治疗、节律控制治疗的辅助治疗，或作
为控制心室率和减轻症状的唯一治疗策略。除药物控制之外，对于
症状严重且因心力衰竭至少住院一次的永久性房颤患者，指南建议
可考虑行房室结消融联合心脏再同步化治疗（CRT），以改善症状和
身体功能限制，并降低心力衰竭再住院和死亡的风险，1 项在窄 QRS
波群人群的 APAF–CRT（心房颤动 – 心脏再同步化治疗的消融与起搏）
试验中，房室结消融联合 CRT 对主要结局（全因死亡，因心力衰竭
死亡或住院）和次要结局（症状负担和身体限制）均优于心率控制
药物。对于房室结消融联合心脏再同步化治疗，通常适用于老年患
者；对于年龄较轻的患者，在考虑其他药物和非药物治疗方案的情
况下，只有当心率仍未得到控制时，才应考虑此项治疗。同时，起
搏治疗方式（右心室起搏或双心室起搏）的选择取决于患者特征、
是否存在心力衰竭及左室射血分数。

节律控制是指恢复和维持窦性心律的治疗方法，包括心脏复
律、抗心律失常药物、导管消融、内镜和混合消融及外科手术等。
新指南明确指出，节律控制始终是房颤综合管理的重要组成部分，
其重要性不言而喻。根据节律控制的一般原则，对于被认为由房颤
引起的急性或加重的血流动力学不稳定患者，建议迅速进行心脏电
复律。对于没有血流动力学障碍的房颤患者，若发作时间在 48 小时

内，指南建议采取"观望"（wait-and-see）的方法，作为立即电复律的替代选择。在某些持续性房颤病例中，心律失常与症状之间的关系不明确，此时通过心脏复律恢复窦性心律可能有助于确认心律失常对症状和（或）心力衰竭症状与体征的影响，可用于识别真正无症状的患者。应考虑将电复律作为一种诊断工具（Ⅱa 类，C 级推荐）。自 20 多年前的标志性试验发表以来，考虑更长期的节律控制治疗的主要原因是减少房颤症状。较早的研究表明，使用 AAD 的节律控制策略与仅用心率控制策略相比，未能降低死亡率和发病率，甚至可能增加住院率。然而，随着使用抗心律失常药物经验的积累、口服抗凝剂的持续使用、消融技术的改进，以及风险因素和合并症的识别与管理，节律控制策略已经取得了长足的进步。药物复律是血流动力学稳定患者的一种可选择的治疗方法。目前，关于药物复律的真实有效性数据相对有限，这可能是因为 76% ～ 83% 的新发房颤患者（前 3 小时为 10% ～ 18%，24 小时为 55% ～ 66%，48 小时为 69%）的窦性心律可自发恢复所致。需要注意的是，AAD 的长期有效性有限。在对 59 项随机对照试验的荟萃分析中，与不治疗、安慰剂或仅使用心率控制药物相比，AAD 可将房颤复发率降低 20% ～ 50%。当一种 AAD 不能减少房颤复发时，不建议联合使用多种 AAD 进行治疗。尽管 AAD 无法完全消除房颤的复发，但对于阵发性或持续性房颤患者，如果发作频率较低、持续时间较短或症状较轻，复发并不等同于治疗失败。此外，对于不符合条件或不愿接受导管消融或手术消融治疗的房颤患者，AAD 仍可用于长期节律控制。在使用 AAD 时，新指南强调所有 AAD 都可能产生严重的心脏（如心律失常、负性肌力作用、低血压）和心外不良反应（如胺碘酮相关的器官毒性）。因此，药物的选择应基于其安全性，而非仅考虑疗效。对于不能耐受 AAD 或对 AAD 无反应的症状性阵发性或持续性房颤患者，导管消融可以预防房颤复发，减少房颤负担，并改善患者的生活质量。多项随机对照试验证实，导管消融可作为阵发性房颤患者节律控制的一线方法，其不良事件风险与初始 AAD 治疗相似。与此同时，指南还提出两条新建议：对于房颤终止时出现房颤相关心动过缓或窦性停搏的患者，可考虑导管消融以改善症状并避免置入起搏器（Ⅱa级，C类推荐）；对于首次导管消融后症状得到改善的患者，房颤复发后可考虑再次导管消融，以减少房颤的症状、复发和进展（Ⅱa级，B类推荐）。

（六）评估和动态再评估

本次指南一大变化是增加了对房颤患者管理需对疾病情况进行定期和反复的评估的治疗推荐，突出强调了定期重新评估治疗方案是提高房颤患者整体护理质量的关键。基于房颤的发生和发展源于潜在机制之间的持续相互作用，以及广泛的临床因素和相关共病会随着时间的推移，且每个因素都有较大变异性，指南认为每位患者的风险状况也不是静态的，需要动态的护理模式以确保最佳的房颤管理。如果想要提高护理的整体质量，房颤患者需要根据这种动态变化的风险状态定期重新评估治疗。并及时关注变异因素和潜在的共病有可能减缓或逆转房颤的进展，提高生活质量，并预防不良后果，如心力衰竭、血栓栓塞和大出血。

新指南提倡以多学科为基础的方法来改善房颤治疗方案，在一项对 473 33 名通过健康保险索赔确定的房颤患者进行的实用试验中，与常规护理组相比，随机接受单科医生诊疗的患者和在 1 年时的 OAC 起始时间没有差异。在房颤患者的综合管理上，心内科专家、全科医生、专科护士和药师都起着核心作用，此外学科团队成员的定期审查有助于形成灵活、响应迅速的管理方案，患者依从性也将更强。新指南建议根据地区资源调整管理人员，并强烈建议由一名核心团队成员协调护理，其他团队成员根据患者的需求参与整个房颤轨迹。几项 RCT 的研究报告表明多学科共同管理下的患者在抗凝治疗依从性、心血管死亡率和住院治疗相对于标准治疗组存在显著改善。但是在包含 1375 名患者的 RACE 4 试验（房颤患者专科房颤门诊综合慢性护理计划与常规护理）未能表明护士主导的多学科护理优于常规护理。因此我们也还需要更多的临床研究结论来提供更多证据。

新指南认为对于房颤患者而言，应定期重新评估其房颤风险因素和潜在的合并症。及时干预和调整治疗计划可以显著改善患者的预后。这种动态评估可能影响治疗决策，建议在初次诊断后 6 个月进行一次重新评估，此后每年至少由初级保健医生或专科医生进行一次检查。

（七）特殊人群的 AF-CARE 路径

脓毒血症、肾上腺素能过度释放和电解质紊乱等都会导致患者房颤发作和复发。有研究表明在对潜在原因进行适当治疗后的第一个 48 小时内，高达 83% 的患者可自发恢复窦性心律。紧急电复律仍被视为新指南视为首选治疗手段，尽管其存在复发率高的结局。胺碘酮因其延迟活动而成为二线选择；然而，在急性情况下，它可能是一种合适的替代方案。在英国和美国进行的一项多中心队列研究中，胺碘酮和 β 受体阻滞剂对重症监护患者的心率控制同样有效，且优于地高辛和钙通道阻滞剂。超短效和高选择性 β 受体阻滞剂兰地洛尔可以安全地控制低射血分数和急性失代偿性心力衰竭患者的快速房颤，对心肌收缩力或血压的影响有限。

而在急性冠脉综合征（ACS）患者中，房颤的发生率为 2%～23%，心肌梗死患者新发房颤的风险增加了 60%～77%，且房颤可能与 ST 段抬高型心肌梗死（STEMI）或非 STEMI 的 ACS 风险增加有关。总体而言，有 10%～15% 的房颤患者因冠心病接受经皮冠状动脉介入治疗（PCI），此外，房颤也是 2 型心肌梗死的常见诱因。有观察性研究表明，同时患有 ACS 和 AF 的患者往往未能获得适当的抗血栓治疗，因而更易出现不良预后。在房颤合并 ACS 的管理中，常需使用包括抗血小板药物和口服抗凝药物在内的多种抗血栓药物。虽然缩短双重抗血小板治疗持续时间可降低出血风险，但可能增加缺血事件和支架血栓形成的发生率。鉴于 ACS 患者存在高风险的血小板介导的动脉粥样硬化血栓形成和冠状动脉缺血事件，PCI 的 ACS 患者需要 DAPT 以改善短期和长期预后。因此，围术期包括 OAC、阿司匹林和 P2Y12 抑制剂在内的三联抗血栓方案应作为大多数患者的默认策略。AUGUSTUS 试验显示，在接受平均 6 天的三联疗法后，不考虑患者的基线出血和脑卒中风险，使用阿哌沙班联合 P2Y12 抑制剂（不含阿司匹林）的双重治疗方案对大多数合并 AF 和 ACS 和（或）PCI 的患者而言是最佳选择。然而，汇总的随机对照试验分析表明，在接受 PCI 的 ACS 患者中省略阿司匹林可能增加缺血事件和支架血栓形成的发生率，但对卒中事件无显著影响。这强调了在开具抗血栓治疗方案时，需要在主要血栓事件与主要出血风险之间取得平衡。目前仍然缺乏对于具有高缺血风险的患者在 ACS/PCI 后延长三联疗法的具体证据。

急性心源性卒中合并房颤患者使用口服抗凝药物的最佳时机尚不明确。随机对照试验尚未提供支持在脑卒中发病后 48 小时内对急性缺血性卒中患者使用抗凝剂或肝素的证据，这表明在此期间应给予患者低剂量阿司匹林。两项研究探讨了脑卒中后早期使用直接口服抗凝剂的疗效，与延迟处方 DOAC 相比，临床结果无显著差异。ELAN 试验（缺血性脑卒中后房颤患者早期或晚期开始直接口服抗凝剂）将 2013 名急性缺血性脑卒中合并房颤患者随机分为早期 DOAC 组（轻度/中度脑卒中后 < 48 小时；重度脑卒中后第 6～7 天）和延迟 DOAC 组（轻度卒中后第 3～4 天；中度脑卒中后第 6～7 天；重度脑卒中后第 12～14 天）。在 30 天时，复合终点（血栓栓塞、出血和血管性死亡）的结果无显著差异（早期与晚期的风险差异为 1.18%；95% 置信区间为 –2.84%～0.47%）。另一项基于登记的、非劣效、开放标签、盲法终点的 TIMING 试验（伴房颤的急性缺血性卒中口服抗凝治疗的时机）将 888 名脑卒中发病 72 小时内的患者随机分为早期（≤ 4 天）或延迟（5～10 天）DOAC 启动

组。对于 90 天的复合终点（血栓栓塞、出血和全因死亡率），早期使用 DOAC 并不劣于延迟策略（风险差异为 1.79%；95% 置信区间为 –5.31% ～ 1.74%）。

　　房颤是妊娠期间最常见的心律失常之一。妊娠期处于高凝状态，血栓栓塞风险增加。根据 2018 年欧洲心脏病学会妊娠期心血管疾病管理指南推荐，新指南认为血栓栓塞风险评估的原则应与非妊娠女性相同。妊娠期房颤抗凝治疗的首选药物是普通肝素或低分子量肝素，因为它们不会穿过胎盘。在妊娠的前 3 个月（因流产和致畸风险）和从第 36 周开始（若意外分娩，存在胎儿颅内出血的风险）应避免使用维生素 K 拮抗剂。出于安全性考虑，不建议在妊娠期间使用直接口服抗凝剂。大多数女性应建议选择阴道分娩，但在 VKA 治疗期间因胎儿颅内出血的风险而禁忌。对于房颤急性心率控制，推荐静脉注射选择性 β_1 受体阻滞剂作为首选药物，但不包括阿替洛尔，因其可能导致胎儿宫内发育迟缓。如果 β 受体阻滞剂无效，可考虑使用地高辛和维拉帕米控制心率（妊娠早期应避免使用维拉帕米）。心律控制是妊娠期间的首选策略。若存在血流动力学不稳定、对母亲或胎儿有显著风险或合并肥厚型心肌病（HCM），建议进行电复律。电复律可在不影响胎盘血流的情况下安全进行，且随之而来的胎儿心律失常或早产风险较低。在复律期间和之后，应密切监测胎儿心率，通常在此之前应进行抗凝治疗。对于血流动力学稳定且无器质性心脏病的女性，可考虑静脉注射伊布利特或氟卡胺终止房颤，但经验有限。通常在妊娠期间避免导管消融，但在采用最小或零透视技术的难治性症状病例中，无辐射的导管消融在技术上是可行的。对于有生育计划的女性，妊娠前咨询至关重要，应强调抗凝和心率或心律控制药物的潜在风险（包括致畸风险，如适用）。

（八）未来展望

　　2024 年新版 ESC 房颤指南的发布，标志着房颤管理进入了一个新的里程碑。AF-CARE 理念的引入，为房颤患者的综合管理提供了系统化的框架，强调了共病和风险因素管理的重要性。展望未来，笔者认为房颤的管理将朝着以下几个方向发展。

（1）个体化和精准医学的深化：随着基因组学和分子生物学的进步，未来的房颤管理将更加注重个体化治疗。基于患者的遗传特征、共病状况和生活方式，制订量身定制的治疗方案，有望提高疗效并减少不良反应。

（2）新型药物和疗法的应用：SGLT2 抑制剂等新型药物在心血管疾病管理中的地位将进一步巩固。更多的临床研究将探索这些药物在预防房颤发生和复发中的作用。此外，新的抗心律失常药物和改进的导管消融技术将为患者提供更多选择。

（3）数字健康和远程医疗的融合：可穿戴设备、远程监控和人工智能技术的发展，将使房颤的早期诊断和持续管理更加高效。通过实时监测心律和其他生理参数，医疗团队可以及时调整治疗方案，提高患者依从性和生活质量。

（4）多学科团队协作的加强：房颤管理涉及心脏病学、内分泌学、营养学和康复医学等多个领域。未来的医疗实践将更加注重多学科协作，提供全方位的患者护理，实现真正的以患者为中心。

（九）总结

2024 年新版 ESC 房颤指南通过引入 AF-CARE 理念，强调了房颤管理的综合性和个体化，特别是共病和风险因素管理在改善患者预后中的关键作用。新指南为临床实践提供了清晰的指导，旨在提高治疗效果，减少房颤的复发和并发症。然而，房颤作为一种复杂的心律失常，仍存在许多未解之谜。未来需要更多高质量的研究来验证新疗法的有效性和安全性，以及探索更优化的管理策略。同时，患者教育和持续随访将继续作为提高治疗依从性和效果的重要手段。总之，谋定后动，稳步向前，随着医学科技的不断进步和对房颤认识的深化，我们有理由相信，通过全面实施新指南，房颤患者的生活质量和预后将得到显著改善。这不仅是医疗专业人员的责任，也是全社会共同努力的目标。

（首都医科大学附属北京安贞医院

王喜福　杨世杰　连　想　刘子兮）

三、2024 ESC 外周动脉和主动脉疾病管理指南要点解析

随着外周动脉和主动脉疾病（PAAD）发病率逐年上升，心血管疾病的患病率和死亡率显著增加。因此，对心血管疾病的强化预防性策略迫在眉睫。然而，与冠状动脉疾病相比较，PAAD 相关患者的临床诊断和治疗不足，相关危险因素较多，因此 PAAD 的治疗需多学科团队共同决策，并制订相应的治疗方案。自《2014 ESC 主动脉疾病诊断和治疗指南》及《2017 ESC 外周动脉疾病诊断与管理指南》发布以来，主动脉疾病和外周动脉疾病的诊断与治疗领域取得了显著进展，包括治疗方法的革新。

当地时间 8 月 30 日，2024 欧洲心脏病学会重磅发布了《2024ESC 外周动脉和主动脉疾病管理指南》。新指南的主要更新要点如下。

（1）指南的整合：主动脉和外周动脉是同一动脉系统的组成部分。该系统其中一部分的疾病通常会对其他部分产生影响。该指南首次将外周动脉疾病和主动脉疾病管理指南联合发布，以提供一致的标准化建议，确保患者在不同血管状况下可以得到连贯、协调的护理，减少碎片化治疗，改善整体治疗效果。

（2）疾病的相互联系：指南强调外周动脉与主动脉是同一动脉系统的组成部分，需要对整个动脉循环的结构和功能进行全面评估。

（3）强调筛查的重要性：大部分外周动脉和主动脉疾病（PAAD）患者没有症状，因此根据年龄、心血管危险因素、家族史和（或）综合征特征等进行 PAAD 筛查至关重要。

（4）治疗策略：对于明确诊断的 PAAD 患者，进行最佳药物治疗（抗栓、降脂、降压和降血糖）、运动和生活方式改善（健康饮食、戒烟等），可以有效减少疾病负担，预防并发症发生。

（5）终身随访管理：PAAD 是一种慢性疾病，需要血管专家、心脏病专家和多学科团队进行终身随访管理。

（6）患者赋权：患者赋权的疾病管理对提高依从性至关重要，密切、定期监测对改善预后至关重要。

（7）使用计算模型：使用基于网络或 App 计算模型来估计心血管疾病风险，有助于提高生活方式改善和药物治疗的依从性。

（8）外周动脉疾病的管理：外周动脉疾病是一种需要终身随访的慢性疾病。评估行走障碍、功能状态和截肢风险对于外周动脉疾病管理至关重要。

（9）主动脉疾病的管理：对于罹患主动脉瘤的患者，根据主动脉瘤的大小、位置和生长速度进行管理。此外，指南增加了新的临床推荐，也对原有指南进行了更新，详细内容如下。

（一）新的临床推荐

（1）在管理 PAAD 时，建议对整个动脉循环的结构和功能进行全面评估（Ⅰ，B）。

（2）针对外周动脉疾病筛查的推荐意见：① 对于腹主动脉瘤（AAA）患者，应考虑使用多普勒超声（DUS）进行股腘动脉瘤筛查（Ⅱa，C）。② 对于需要经股动脉介入治疗的患者，可以考虑筛查髂股动脉疾病（Ⅱb，C）。③ 对于有两个或多个心血管危险因素的患者，可以考虑筛查无症状颈动脉（CS）狭窄（Ⅱb，C）。

（3）针对腹主动脉瘤筛查的推荐意见：对于有症状 / 无症状的 PAD 患者，应考虑应用 DUS 机会性筛查是否存在腹主动脉瘤（Ⅱa，B）。

（4）PAAD 患者降脂治疗的推荐意见：① 对于动脉粥样硬化性 PAAD 患者，建议进行降脂治疗（Ⅰ，A）。② 建议动脉粥样硬化性 PAAD 患者的最终 LDL-C 目标为 < 1.4mmol/L（55mg/dl），且 LDL-C 比基线降低 50% 以上（Ⅰ，A）。③ 如果最大耐受他汀类药

物和依折麦布未达到目标 LDL-C 水平，建议动脉粥样硬化性 PAAD 患者使用 PCSK9 抑制剂进行治疗，以达到目标值（Ⅰ，A）。④ 如果未达到目标 LDL-C 水平，则应在动脉粥样硬化性 PAAD 患者中联合使用他汀类药物和依折麦布，以达到给定的目标值（Ⅰ，A）。⑤ 对于患有动脉粥样硬化性 PAAD 的他汀类不耐受患者，具有高 CV 风险，在依折麦布治疗中未达到 LDL-C 目标，建议单独或与 PCSK9 抑制剂联合使用贝派地酸（Ⅰ，A）。⑥ 应考虑使用他汀类药物来减少腹主动脉瘤的生长和破裂（Ⅱa，B）。⑦ 可以考虑使用他汀类药物来减少胸主动脉瘤的生长和破裂（Ⅱb，B）。

（5）外周动脉疾病患者运动治疗的建议：① 对于有症状的外周动脉疾病患者，建议使用有指导的运动训练（Ⅰ，A）。② 对于那些接受血管内血运重建的患者，建议将有指导的运动训练作为辅助治疗（Ⅰ，A）。

（6）外周动脉疾病患者抗血栓治疗建议：① 对于 PAD 和高缺血风险及非高出血风险的患者，应考虑利伐沙班（2.5mg，每日 2 次）和阿司匹林（100mg，每日 1 次）联合治疗（Ⅱa，A）。② 对于下肢血运重建术后的外周动脉疾病和非高出血风险的患者，应考虑利伐沙班（2.5mg，每日 2 次）和阿司匹林（100mg，每日 1 次）联合治疗（Ⅱa，B）。

（7）无症状和有症状外周动脉疾病的介入治疗建议：① 对于有症状的外周动脉疾病患者，在经过 3 个月的优化药物治疗和运动治疗后，建议进行外周动脉疾病相关的生活质量评估（Ⅰ，B）。② 建议根据病变解剖位置、病变形态和一般患者状况调整血运重建方案的模式和类型（Ⅰ，C）。③ 对于外周动脉疾病患者，如果仅仅是为了防止进展为慢性肢体威胁性缺血（CLTI），则不建议进行血运重建（Ⅲ，B）。④ 对于无症状外周动脉疾病患者，不建议进行血运重建（Ⅲ，C）。

（8）症状性外周动脉疾病介入治疗的建议：① 在股腘病变中，药物洗脱（球囊／支架）治疗应被视为首选策略（Ⅱa，A）。

② 在股腘病变中，如果需要血运重建，当自体静脉［如大隐静脉（GSV）］可用于低手术风险的患者时，应考虑采用开放式手术方法（Ⅱa，A）。

（9）慢性肢体威胁性缺血的介入治疗建议：① 对于 CLTI 的患者，建议尽快进行血运重建（Ⅰ，B）。② 在 CLTI 患者中，建议使用自体静脉作为腹股沟下旁路移植手术的首选替代血管（Ⅰ，B）。③ 在多节段血管疾病中，建议在治疗下游病变时消除流入梗阻病变（Ⅰ，C）。

（10）锁骨下动脉狭窄的治疗建议：① 建议所有 PAAD 患者测量双侧手臂血压（Ⅰ，A）。② 尽管长期预后相似，由于并发症发生率较低，可能更多选择腔内血运重建技术而不是外科手术（Ⅱb，B）。③ 不建议对动脉粥样硬化性锁骨下动脉疾病患者进行常规血运重建（Ⅲ，C）。

（11）内脏动脉狭窄患者的建议：① 对于急性或慢性肠系膜缺血患者，建议由血管介入治疗团队进行评估综合评估（Ⅰ，C）。② 不建议对无症状动脉粥样硬化性内脏动脉狭窄进行血管重建（Ⅲ，C）。

（12）与三叶瓣主动脉瓣相关的主动脉根部和升主动脉扩张手术建议：① 对于可以接受外科手术的管状升主动脉扩张患者，预测风险比较低，应考虑在最大直径＞52mm 时进行升主动脉置换术（Ⅱa，B）。② 在接受三叶瓣主动脉瓣疾病手术的患者中，如果主动脉根部或升主动脉同时扩张，且预测手术风险较低，在最大直径≥45mm 时可考虑进行升主动脉或根部置换术，在直径≥50mm 应考虑外科手术（Ⅱa，B）。③ 当没有其他口服抗凝药的基线适应证时，应在保留瓣膜的主动脉手术后的前 3 个月考虑使用低剂量的阿司匹林（75～100mg/d）（Ⅱa，C）。

（13）主动脉弓动脉瘤手术建议：① 对于主动脉弓动脉瘤手术风险低或中等且不能排除主动脉原因引起的复发胸痛的患者，建议进行主动脉弓开放式手术置换主动脉弓（Ⅰ，C）。② 在接受主动脉弓动脉瘤开放式手术修复的患者中，如果动脉瘤疾病延伸到近端降主动脉，应考虑进行象鼻或冷冻象鼻手术（Ⅱa，C）。

（14）主动脉瘤治疗后的随访建议：胸主动脉开放性修复后，建议在 1 个月内进行心血管 CT（CCT）检查，然后在术后前 2 年每年进行 CCT 随访，如果发现稳定，建议此后每 5 年进行一次 CCT 检查随访（Ⅰ，B）。

（15）主动脉综合征治疗后的诊断性检查：① 对于疑似急性主动脉综合征（AAS）的患者，建议将颈部至骨盆的 CCT 作为首选影像学检查，因为 CT 广泛可用、准确，并可提供有关撕裂入口、延伸和可能并发症（灌注不良、扩张或破裂）等信息（Ⅰ，C）。② 对于疑似 AAS 患者，建议进行经食管超声心动图检查（TOE）以指导围术期管理并检测并发症（Ⅰ，C）。

（二）原有指南基础上的更新内容

（1）外周和主动脉疾病患者的抗高血压治疗建议：① 对于患有 PAAD 和高血压的患者，如果耐受，建议收缩压目标由小于 140/90mmHg 更新为收缩压为 120 ～ 129mmHg（Ⅰ，A）。② 无论血压水平如何，在没有禁忌证的情况下，所有外周动脉疾病患者都可以考虑使用 ACEI/ARB，推荐级别由Ⅱa，B 更新为Ⅱb，B。

（2）内脏动脉狭窄患者的建议：对于因肠系膜上动脉急性闭塞引起的急性肠系膜缺血患者，建议进行血管内血运重建，推荐级别由Ⅱa，B 更新为Ⅰ，B。

（3）三叶瓣主动脉瓣相关的主动脉根部和升主动脉扩张的手术建议：建议对三叶瓣主动脉瓣伴有主动脉根部或升主动脉扩张且最大直径 ≥ 55mm 的患者进行外科手术推荐级别由Ⅱa，C 更新为Ⅰ，B。

（4）主动脉壁内血肿的管理建议：在复杂的 B 型主动脉壁内血肿（IMH）中，建议使用胸主动脉瘤腔内修复术（TEVAR），推荐级别由Ⅱa，C更新为Ⅰ，C。

（5）穿透性动脉粥样硬化性溃疡的治疗建议：① 对于A型穿透性动脉粥样硬化性溃疡（PAU），建议进行手术，推荐级别由Ⅱa，C更新为Ⅰ，C。② 对于复杂的B型PAU，建议进行血管内治疗，推荐级别由Ⅱa，C更新为Ⅰ，C。

（6）创伤性主动脉的建议：对于具有合适解剖结构需要干预的创伤性主动脉损伤病例，建议使用TEVAR而不是开放手术，推荐级别由Ⅱa，C更新为Ⅰ，A。

（7）多血管疾病和外周动脉疾病合并心脏病的筛查和管理建议：对于在过去6个月内未进行颈动脉血运重建的短暂性脑缺血发作（TIA）/卒中患者，拟行冠状动脉旁路移植术的稳定患者应考虑应用多普勒超声评估颈动脉，推荐级别由Ⅰ，B更新为Ⅱa，B。

总之，该指南首次将主动脉与外周动脉疾病合并在一起，对临床实践进行了推荐，提出了全面的评估和终身随访策略，指南的更新展示了ESC在心血管疾病管理方面的前瞻性思考，为临床实践提供了宝贵的指导。值得注意的是，该指南特别强调女性通常会出现非典型或无症状的疾病，在筛查期间需要特别关注。此外，在考虑对慢性PAAD进行介入治疗之前，运动和生活方式的改变至关重要。

（山西省心血管病医院　郭彦青　李　俐）

四、2024 ESC 血压升高和高血压
指南要点解析

2024 年 8 月 30 日，备受关注的《2024ESC 血压升高和高血压指南》（简称 2024ESC 指南）在欧洲心脏病学会年会重磅发布，并同步发表于《欧洲心脏杂志》。2024ES 指南体现了欧洲专家学者结合高血压领域最新研究进展对血压管理的更新理念，例如，2024ESC 指南的标题由 2018 年的《动脉高血压管理指南》更改为《血压升高和高血压管理指南》，是基于循证研究证据表明，血压（blood pressure，BP）对心血管疾病（cardiovascular disease，CVD）风险的影响是一个连续相关的过程，而不仅仅是正常血压和高血压界值上下二元尺度的风险。因此从 2024ESC 指南对高血压的分类、危险评估、降压目标血压的设定，以至到对高血压的合并症管理的更新或新增内容上，选择的循证研究证据和相应推荐意见都围绕着不仅要关注血压升高，都要考虑有益于对高血压合并心血管疾病危险因素的管理来决策。同时，考虑了个性化临床决策和促进执行的问题，指南制定过程听取了心血管医生、全科医生、患者各方代表的意见，指南内容丰富、严谨，从循证研究证据给予系统回顾，提出 36 条推荐意见。形式上，除了对指南推荐意见汇总为 36 个表格外，对关键评估、诊断、药物等核心信息提供了 15 个表格总结，在最后的第 15 个表格中，对指南阐述的核心内容总结为"什么该做、什么不该做"的关键信息；另外还附录 24 帧精美、简明的关于高血压及其并发症发病特点、执行管理等信息的流程图。对我们了解国际最新高血压管理视点和如何制定一部严谨、内容翔实，而又方便从医院到基层进行宣传、推广使用的专家共识或指南的形式，都具有非常好的借鉴意义。

2024 ESC 指南基于循证研究证据提出的
血压管理核心意见推荐

1. 测量血压要点

（1）建议使用经验证和校准的器械测量 BP，以执行正确的测量技术，并对每位患者的 BP 测量采用一致的方法（推荐等级ⅠB）。

（2）建议所有成年患者（≥ 18 岁或以上）在有机会的情况下进行诊室和（或）诊室外血压测量，并记录在其医疗档案中，并告知其当前血压（推荐等级ⅠC）。

（3）如果为达到诊断目的，建议进行诊室外血压测量，主要是因其可以检测到白大衣高血压和隐匿性高血压。如果在诊室外测量血压不便和（或）因经济上不可行，则建议使用正确的标准化测量技术重复进行门诊血压测量以确认诊断（推荐等级ⅠB）。

（4）建议至少在首次访视时测量双臂的血压，因为双臂间收缩压差异＞ 10mmHg 与 CVD 风险增加相关，并可能提示合并动脉狭窄（推荐等级ⅠB）。

（5）如果记录到收缩压在双臂间差异＞ 10mmHg，则建议所有后续 BP 测量结果采用血压测量读数较高的一侧（推荐等级ⅠB）。

（6）建议进行诊室外血压测量以进行持续管理，以量化治疗效果并指导降压药物的调整和（或）确定药物副作用的可能原因（例如症状性低血压）。如果诊室外血压测量不可行，则建议使用正确的标准化血压测量技术，基于重复的诊室血压测量进行持续管理（推荐等级ⅠB）。

（7）建议对所有接受 BP 测量的患者也进行安静状态下脉搏触诊，以确定心率和心律失常（推荐等级ⅠC）。

2. 对血压升高和高血压的定义和分类

（1）建议将血压分为非血压升高、血压升高和高血压三类，以帮助治疗决策（推荐等级ⅠB）（表2）。

表2　血压升高和高血压的诊室、家庭和动态血压测量阈值的比较

	诊室血压 mmHg	家庭血压 mmHg	日间动态血压 mmHg	24小时动态血压 mmHg	夜间动态血压 mmHg
无血压升高	< 120/70	< 120/70	< 120/70	< 115/65	< 110/60
血压升高	120/70 ~ < 140/90	120/70 ~ < 135/85	120/70 ~ < 135/85	115/65 ~ < 130/80	110/60 ~ < 120/70
高血压	≥ 140/90	≥ 135/85	≥ 135/85	≥ 130/80	≥ 120/70

（2）建议对血压升高类别的患者进行风险评估来制订治疗策略。如患者具有中度或重度慢性肾脏病（chronic kidney disease，CKD）、确诊的CVD、高血压靶器官损害（hypertension-mediated organ damage，HMOD）、糖尿病或家族性高胆固醇血症患者发生CVD事件的风险增加（推荐等级ⅠB）。

（3）推荐使用SCORE2评分评估年龄在40～69岁的血压升高个体发生致死性和非致死性CVD的10年风险，这些个体尚未被认为因中度或重度CKD、确诊的CVD、HMOD、糖尿病或家族性高胆固醇血症而风险增加（推荐等级ⅠB）。

（4）建议使用SCORE2-OP评分来评估年龄≥70岁且血压升高的个体发生致死性和非致死性CVD的10年风险，这些个体尚未被认为因中度或重度CKD、确诊的CVD、HMOD、糖尿病或家族性高胆固醇血症而风险增加（推荐等级ⅠB）。

（5）建议无论年龄大小，血压升高且经SCORE2或SCORE2-OP评估的CVD风险≥10%的个体均被视为CVD风险增加，以便对其血压升高进行基于风险的管理（推荐等级ⅠB）。

3. 诊断高血压并查找潜在原因

（1）对于心血管疾病风险增加的个体，如果他们的筛查诊室血

压为 120 ～ 139/70 ～ 89mmHg，建议使用 ABPM 和（或）HBPM 进行诊室外血压监测，如不可行，则在一次以上的访视中重复进行诊室血压测量（推荐等级ⅠB）。

（2）如果筛查时诊室血压为 140 ～ 159/90 ～ 99mmHg，建议高血压的诊断应基于诊室外使用 ABPM 和（或）HBPM 测量的血压。如果这些测量不可行，则可以在一次以上的访视中重复进行办公室 BP 测量来进行诊断（推荐等级ⅠB）。

（3）如果筛查时 BP ≥ 160/100mmHg，建议尽快（例如 1 个月内）确认 BP 是否 160 ～ 179/100 ～ 109mmHg，最好通过家庭或门诊 BP 测量。当血压≥ 180/110mmHg 时，建议排除高血压急症（推荐等级ⅠC）。

（4）建议在所有高血压患者中测量血清肌酐、eGFR 和尿 ACR（推荐等级ⅠA）。

（5）如果诊断为中重度 CKD，建议至少每年重复测量血清肌酐、eGFR 和尿 ACR（推荐等级ⅠC）。

（6）建议所有高血压患者进行 12 导联心电图检查（推荐等级ⅠB）。

（7）超声心动图推荐用于高血压和 ECG 异常，或心脏病体征或症状的患者（推荐等级ⅠB）。

（8）在高血压急症和恶性高血压及高血压合并糖尿病患者的检查中，如果血压＞ 180/110mmHg，则建议进行眼底镜检查（推荐等级ⅠC）。

（9）不建议对高血压患者进行常规基因检测（推荐等级ⅢC）。

（10）建议对出现提示性体征、症状或继发性高血压病史的高血压患者进行适当的继发性高血压筛查（推荐等级ⅠB）。

4. 预防和治疗高血压

（1）在可能的情况下，建议所有血压升高和高血压的成年人将钠限制在每天约 2g［相当于每天约 5g 盐（氯化钠）或约一茶匙或更少］

（推荐等级ⅠA）。

（2）建议进行≥150分钟/周的中等强度有氧运动［中等强度有氧运动（≥30分钟，5～7天/周）或每周75分钟的剧烈运动，持续3天］，并应辅以低强度或中等强度动态或等长阻力训练（2～3次/周），以降低BP和CVD风险（推荐等级ⅠA）。

（3）建议长期控制BMI（20～25kg/m²）和腰围值（男性＜94cm，女性＜80cm）的稳定目标，以降低BP和CVD风险（推荐等级ⅠA）。

（4）建议采用健康均衡的饮食，如地中海或DASH饮食，以帮助降低BP和CVD风险（推荐等级ⅠA）。

（5）建议男性和女性饮酒量应低于上限，即纯酒精约100g/周。尽快这如何转化为饮料的数量取决于分量大小（每个国家的标准不同），但大多数饮料含有8～14g酒精。最好避免饮酒，以达到最佳的健康效果（推荐等级ⅠB）。

（6）建议将自由糖的摄入量限制在能量摄入的最大10%以内，尤其是含糖饮料。同时建议从小就要减少含糖饮料的摄入，如软饮料和果汁（推荐等级ⅠB）。

（7）因为烟草使用对导致CVD、CVD事件和全因死亡率有独立相关的强证据，建议停止吸烟，启动支持性护理，制订戒烟计划（推荐等级ⅠA）。

（8）在所有降血压药物中，ACE抑制剂、ARB、二氢吡啶类CCB和利尿剂（噻嗪类和类似噻嗪类药物，如氯噻酮和吲达帕胺）已被证明可最有效地降低血压和CVD事件，因此被推荐作为降低血压的一线治疗（推荐等级ⅠA）。

（9）当存在其他强适应证时，例如心绞痛、心肌梗死后、射血分数减低的心力衰竭（HFrEF）或心率控制，建议β受体阻滞剂与其他主要降压药物联合使用（推荐等级ⅠA）。

（10）建议在患者一天中最方便的时间服药，以建立习惯性服药模式，提高依从性（推荐等级ⅠB）。

（11）鉴于试验证据表明，与单药治疗相比，联合降压治疗更有效，建议大多数确诊高血压（BP ≥ 140/90mmHg）的患者将联合降压治疗作为初始治疗。优选的组合是 RAS 抑制剂（ACE 抑制剂或 ARB）与二氢吡啶 CCB 或利尿剂。但是在以下情况的初始治疗不一定为联合降压治疗：年龄 ≥ 85 岁、症状性直立性低血压、中重度衰弱，以及血压升高（收缩压 120 ~ 139mmHg 或舒张压 70 ~ 89mmHg）且同时伴随治疗适应证的患者（推荐等级 Ⅰ B）。

（12）在接受联合降压治疗的患者中，建议使用单片固定剂量药物治疗（推荐等级 Ⅰ B）。

（13）如果两种药物联合不能控制血压，建议增加到 3 种药物联合，通常是 RAS 抑制剂与二氢吡啶 CCB 和噻嗪 / 噻嗪样利尿剂，最好是单药联合（推荐等级 Ⅰ B）。

（14）不建议联合使用两种 RAS 抑制剂（ACE 抑制剂和 ARB）（推荐等级 Ⅲ A）。

（15）对于血压升高和低 / 中等 CVD 风险（10 年内 < 10%）的成年人，建议通过生活方式措施降低血压，并可降低 CVD 风险（推荐等级 Ⅰ B）。

（16）在血压升高且 CVD 风险足够高的成人中，在生活方式干预 3 个月后，对于确认血压 ≥ 130/80mmHg 的患者，建议通过药物治疗降低血压，以降低 CVD 风险（推荐等级 Ⅰ A）。

（17）建议在确诊 BP ≥ 140/90mmHg 的高血压患者中，无论 CVD 风险如何，均应立即开始生活方式措施和药物降压治疗，以降低 CVD 风险（推荐等级 Ⅰ A）。

（18）如果超过 85 岁的老年人耐受良好，也建议终身维持降压药物治疗。（推荐等级 Ⅰ A）。

（19）在治疗前有症状的直立性低血压、年龄 ≥ 85 岁、临床有显著的中度至重度衰弱和（或）预期寿命有限（< 3 年）的特殊人群，建议密切监测对治疗的耐受性，从血压 ≥ 140/90mmHg 开始降压（推荐等级 Ⅱ a，B）。

5. 血压升高的预防和治疗问题——血压控制的靶目标

（1）为了降低 CVD 风险，建议大多数成人如果对治疗耐受性良好的情况下，治疗的收缩压值目标为 120 ～ 129mmHg（推荐等级 I A）。

（2）在降压治疗耐受性差且不可能达到 120 ～ 129mmHg 的目标收缩压的情况下，建议将收缩压水平目标设定为"尽可能合理可达的最低水平"（ALARA 原则）（推荐等级 I A）。

（3）由于在治疗期间收缩压目标为 120 ～ 129mmHg 的心血管病获益可能不适用于以下特定情况，因此在以下情况的患者中适宜采用个体化和更为宽松的血压控制目标（＜ 140mmHg）：治疗前有症状的直立性低血压和（或）年龄≥ 85 岁者（推荐等级 II a，C）。

6. 血压升高的预防和治疗问题——肾动脉去交感神经术（RDN）

（1）由于缺乏足够的强证据试验证明其安全性和 CVD 益处，不推荐 RDN 作为高血压的一线降压干预措施（推荐等级 III C）。

（2）在获得进一步证据之前，不建议将 RDN 用于治疗中度至重度肾功能受损 [eGFR ＜ 40ml/（min · 1.73m^2）] 或继发性高血压患者的高血压（推荐等级 III C）。

7. 特定患者高血压群体或特殊情况的处理

（1）对于年轻人：建议在 40 岁之前诊断为高血压的成年人中对继发性高血压的主要原因进行全面筛查。如果是肥胖的年轻人，建议首先进行阻塞性睡眠呼吸暂停评估（推荐等级 I B）。

（2）妊娠期高血压

1）在妊娠期高血压女性中，建议对经诊室确认的收缩压≥ 140mmHg 或舒张压≥ 90mmHg 的患者开始药物治疗（推荐等级 I B）。

2）在患有慢性高血压的妊娠女性中，建议对经诊室确认的收缩压≥ 140mmHg 或舒张压≥ 90mmHg 的患者开始药物治疗（推荐等级 I B）。

3）对于患有慢性和妊娠期高血压的女性，建议将血压降至

140/90mmHg 以下，但舒张压不低于 80mmHg（推荐等级ⅠC）。

4）二氢吡啶 CCB（优选缓释硝苯地平）、拉贝洛尔和甲基多巴是治疗妊娠期高血压的一线降压药物（推荐等级ⅠC）。

5）咨询产科医生后，建议所有无禁忌证的孕妇进行低至中等强度的运动，以降低妊娠高血压和先兆子痫的风险（推荐等级 IB）。

6）妊娠期间不推荐使用 RAS 抑制剂（推荐等级ⅢB）。

（3）高龄和衰弱患者

1）建议对年龄＜85 岁且不属于中度至重度衰弱的老年患者的血压升高和高血压治疗遵循与年轻人相同的指南，前提是降压治疗耐受性良好（推荐等级ⅠA）。

2）建议在耐受良好的情况下终身维持降压药物治疗，甚至在超过 85 岁老年人中（推荐等级ⅠA）。

（4）直立性低血压患者

1）在开始或加强降压药物治疗之前，建议先让患者坐或躺 5 分钟，然后在站起后 1 分钟和（或）3 分钟测量血压，以检查直立性低血压（推荐等级ⅠB）。

2）建议将非药物方法作为仰卧位高血压患者直立性低血压的一线治疗。对于此类患者，还建议将使直立性低血压恶化的降压药物转换为替代降压治疗，而不是简单地降低强度治疗（推荐等级ⅠA）。

（5）糖尿病

1）在大多数血压升高和糖尿病的成年人中，在最多 3 个月的生活方式干预后，对于那些确认有血压≥130/80mmHg 的人，通过药物治疗降低血压，以降低 CVD 风险（推荐等级ⅠA）。

2）建议糖尿病前期或肥胖患者即使接受了最多 3 个月的生活方式治疗，如确诊的诊室血压≥140/90mmHg 或诊室血压为 130～139/80～89mmHg 病并且合并的 10 年 CVD 预测风险≥10% 或患有高风险疾病时，也同时要接受降压药物治疗（推荐等级ⅠA）。

3）对于正在接受降压药物治疗的糖尿病患者，如果能够耐受，建议将收缩压控制在 120～129mmHg（推荐等级ⅠA）。

（6）慢性肾病

1）在糖尿病或非糖尿病中重度 CKD 患者中，如果确诊 BP ≥130/80mmHg，建议调整生活方式和降压药物治疗以降低 CVD 风险，前提是此类治疗耐受性良好（推荐等级ⅠA）。

2）对于正在接受降压药物治疗且 eGFR＞30ml/（min·1.73m^2）的中重度 CKD 成人患者，如果能够耐受，建议将收缩压目标控制在 120～129mmHg。对于 eGFR 较低或肾移植的患者，建议个体化 BP 目标（推荐等级ⅠA）。

3）在 CKD 和 eGFR＞20ml/（min·1.73m^2）的高血压患者中，建议使用 SGLT2 抑制剂，以便改善其适度降压的特性的结局（推荐等级ⅠA）。

（7）心脏病

1）对于有心肌梗死病史且需要降压治疗的患者，建议将 β 受体阻滞剂和 RAS 抑制剂作为降压治疗的一部分（推荐等级ⅠA）。

2）对于需要降压治疗的症状性心绞痛患者，建议将 β 受体阻滞剂和（或）CCB 作为治疗的一部分（推荐等级ⅠA）。

3）在症状性 HFrEF/HFmrEF 患者中，推荐以下具有降血压效果的治疗以改善预后：ACE 抑制剂（如果 ACE 抑制剂不耐受则使用 ARB）或 ARNi、β 受体阻滞剂、盐皮质激素拮抗剂（mineralocorticoid receptor antagonist，MRA）和 SGLT2 抑制剂（推荐等级ⅠA）。

4）在伴有症状性 HFpEF 的高血压患者中，建议使用 SGLT2 抑制剂在其适度降血压特性的背景下改善结局（推荐等级ⅠA）。

（8）其他情况

1）建议用于预防卒中的降压药物治疗策略应包括一种 RAS 抑制剂加一种钙通道阻滞剂 CCB 或类噻嗪类利尿剂（推荐等级ⅠA）。

2）在确认血压≥130/80mmHg 且有 TIA 或卒中病史的患者中，

建议在耐受治疗的情况下,将收缩压目标控制在 120 ~ 129mmHg,以降低 CVD 的发生(推荐等级ⅠA)。

3)不推荐在没有证实血流动力学显著肾动脉狭窄的患者中进行肾动脉去交感神经术(推荐等级ⅢA)。

8.急性和短期降低血压

脑出血或急性缺血性卒中:

(1)对于缺血性卒中或 TIA 患者和有降压指征的患者,建议在出院前开始降压治疗(推荐等级ⅠB)。

(2)对于收缩压≥ 220mmHg 的脑出血患者,不建议在开始治疗后 1 小时内将收缩压从初始水平急剧降低> 70mmHg(推荐等级ⅢB)。

从以上 2024ESC 指南的核心推荐意见可以看出,新版指南不仅强调了诊室血压,同时强调了家庭自测血压、动态血压等诊室外血压测量(如果可及)在高血压诊断方面的价值,将诊室外血压测量(ABPM 和家庭血压测量)也纳入了高血压的诊断之中。

2024ESC 指南新增了"血压升高"这一类别,更强调根据其评估的心血管风险去启动降压治疗,凸显了关注血压并同时关注对心血管风险管理的理念。对血压升高的这类人群,是基于如果患者 CVD 的风险足够高(CKD、CVD、HMOD、糖尿病或家族性高胆固醇血症),经过 3 个月的生活方式干预,确诊血压仍≥ 130/80mmHg,启动药物治疗降低血压,以降低 CVD 风险。但对于低风险的这一分类血压的患者,不必药物治疗。

2024ESC 指南在对血压的控制上更加积极,推荐所有血压≥ 140/90mmHg 的患者都应立即启动降压药物治疗,建议首先要降至 130/80mmHg 以下,从降低心血管风险考虑,无论年龄大小及是否有合并症,只要能够耐受药物治疗,大多数人应将血压降至 130/80mmHg 以下(120 ~ 129/70 ~ 79mmHg)。在对高血压的非药物干预手段中,对高血压的运动干预提出了具体的运动指导意见。

　　2024ESC 指南提示在我们今后的工作中，注重对心血管事件风险的筛查和个体化的积极管理尤为重要。另一方面，SCORE2 和 SCORE–OP 危险评分都是基于欧洲人群的风险预测模型。在我国，还缺少对高龄老年人降压治疗强度、获益、安全性等远期、大规模循证研究证据。今后我们应积极借鉴国内外最新研究证据和指南的推荐意见，积累更多的我国人群的循证研究证据，取长补短，提高我国高血压患者的防治水平，降低高血压及其总体危害的发生。

（解放军总医院第二医学中心　胡亦新

盘锦辽油宝石花医院　董　明）